AF596032

Travail du Laboratoire de Thérapeutique expérimentale
de l'Université de Genève

# De la prétendue action antagoniste
DU
# PERMANGANATE DE POTASSE
VIS-A-VIS DE
# LA MORPHINE

OUVRAGE

PRÉSENTÉ

A LA FACULTÉ DE MÉDECINE DE GENÈVE

POUR OBTENIR

LE GRADE DE DOCTEUR EN MÉDECINE

PAR

Jean RIGOPOULOS

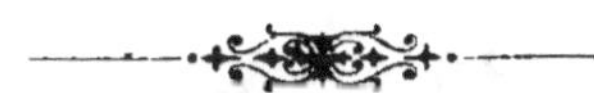

GENÈVE
IMPRIMERIE CH. ZŒLLNER, RUE DU MONT-BLANC, 3, GENÈVE

1905

Thèse N° 68

(8)

La Faculté de Médecine, sur le préavis de M. le Prof. A. Mayor, autorise l'impression de la présente thèse, sans prétendre par là émettre d'opinion sur les propositions qui y sont énoncées.

Genève, le 10 Mars 1905.

*Le Doyen*,

**A. MAYOR.**

A mes parents

Témoignage de reconnaissance filiale

A Monsieur le Professeur A. Mayor

Témoignage de gratitude profonde

Ce travail ayant été fait au Laboratoire de Thérapeutique expérimentale de l'Université de Genève, sous la direction de notre vénéré maître, Monsieur le Professeur A. Mayor, nous tenons ici à lui exprimer notre profonde gratitude pour les bons conseils qu'il nous a toujours volontiers prodigués, au cours de nos expériences.

Nous tenons également à exprimer nos meilleurs remerciments à M. le Docteur G. Nutritziano, pour l'aimable assistance qu'il a toujours bien voulu nous accorder. Nous tenons aussi à remercier Monsieur le Docteur B. Wiki.

J. RIGOPOULOS.

# INTRODUCTION

En novembre 1903 il a été publié par O. Moor, dans le « Therapeutische Monatshefte » [1], un article intitulé « Du traitement de l'intoxication aiguë par l'opium et la morphine au moyen du permanganate de potasse » (Ueber die Behandlung der akuten Opium- und Morphiumvergiftungen mit Kaliumpermanganat). Dans ce travail, l'auteur, après un long exposé des expériences qu'il a entreprises à ce sujet, au point de vue chimique, émet l'opinion que le permanganate de potasse, dont la propriété de céder facilement son oxygène est connue, arrive *in vitro* à oxyder la morphine et à la transformer en ce qu'il appelle « pseudomorphine », terme synonyme de « oxydimorphine ». C'est par ce mécanisme, du reste, que l'on a admis de tout temps, que le permanganate agissait comme antidote de la morphine. Seulement, cette explication paraissait exiger que pour agir efficacement, le remède rencontrât le poison dans l'estomac, ou encore dans l'intestin. Or, pour Moor, ce pouvoir oxydant du permanganate de potasse sur la morphine s'exerce aussi au sein des tissus animaux, mais cette oxydation n'a lieu qu'après formation préalable d'une combinaison du permanganate de potasse avec l'albumine des tissus, combinaison à laquelle il a donné le nom de « manganoxyprot ».

[1] 11me fascicule, 17me année p. 562-568.

Cette substance, Moor prétend l'avoir obtenue chimiquement, *in vitro*, en faisant un mélange de permanganate de potasse et d'albumine d'œuf; elle se produirait, d'après lui, toutes les fois qu'on administre le permanganate de potasse par voie sous-cutanée ou intraveineuse. Mais, malheureusement, Moor, comme vérification de ses théories, n'apporte qu'un nombre insuffisant de faits. Ce sont les suivants:

D'abord il a expérimenté sur sa propre sœur; il lui a administré un mélange composé de 0 gr. 05 de sulfate de morphine et de 10 cc. de manganoxyprot, plus 80 cc. d'eau. Une fois la réaction faite, sa sœur but tout le mélange, sans rien éprouver d'anormal dans la suite.

Pour contrôler cette expérience, il a préparé quelques jours après une solution de 0 gr. 05 centigr. de sulfate de morphine dans 120 cc.; il n'a donné à sa sœur que le quart de cette solution, soit 0 gr. 012 milligr. de sulfate de morphine environ. Une heure déjà après l'ingestion de cette solution de morphine, sa sœur se plaignait d'avoir mal à la tête; en même temps elle fut prise quatre fois dans la journée de violents vomissements. Elle accusait en outre une sensation de lourdeur dans tout le corps; sa figure et ses lèvres étaient pâles, et, en général, elle se sentait très mal. Cet état persista jusqu'au soir.

Donc, les 0 gr. 012 milligr. de sulfate de morphine qui ont été administrés cette deuxième fois ont donné lieu à des phénomènes d'intoxication, tandis que les 0 gr. 05 centigr. (c'est-à-dire une dose quadruple à peu de chose près), qui avaient été mélangés avec le manganoxyprot, et qui ont été administrés la première fois, étaient restés inoffensifs; ce qui tient, d'après Moor, au pouvoir oxydant que le manganoxyprot avait exercé sur la morphine.

Pour se convaincre de ce pouvoir oxydant du manganoxyprot sur la morphine, Moor a entrepris une troisième expérience, mais cette fois sur lui-même : il a pris la moitié d'un mélange composé de 0 gr. 05 de sulfate de morphine, de 10 cc. de sang de bœuf frais, de 5 cc. d'eau et de 10 cc. de manganoxyprot, c'est-à-dire 0 gr. 025 de morphine, et il dit n'avoir pas éprouvé le moindre trouble.

En fait d'expériences sur des animaux, Moor n'en cite qu'une. C'est la suivante : Ayant pris deux lapins, de poids à peu près égal (1400 gr.), à l'un des deux il a injecté dans la veine jugulaire 0 gr. 06 de sulfate de morphine ; à l'autre il a fait une injection sous-cutanée de 0 gr. 06 de sulfate de morphine, suivie après 15 minutes, d'une injection, dans la veine jugulaire, de $^{6}/_{10}$ de cc. d'une solution de permanganate de potasse à $^{1}/_{15}$ ; puis 15 minutes plus tard, d'une nouvelle injection dans la jugulaire de $^{1}/_{4}$ de cc. de la même solution de permanganate de potasse. Après une demi-heure, le premier lapin ne respirait que 14 fois par minute, et, un peu plus tard, que 12 fois. Cinq heures après l'injection de morphine, l'animal ne respirait toujours que 14 fois par minute, au lieu de 50 ou 60, qui représentait le chiffre normal de ses mouvements respiratoires dans la minute. Le deuxième lapin, au contraire, ne montrait bientôt plus de ralentissement dans la respiration. Deux heures après l'injection de morphine, il respirait 46 fois ; cinq heures après l'injection, 48 fois. A ce moment, l'animal était complètement normal et ne paraissait subir aucune influence fâcheuse de l'injection intraveineuse de permanganate de potasse.

Des expériences qui précèdent, Moor conclut que c'est le premier devoir du médecin, en cas d'empoisonnement aigu par l'opium ou la morphine, d'intervenir par l'administration du permanganate de potasse ; il conseille d'administrer une quantité suffisante de ce sel, soit 0 gr. 5 ou 0 gr. 6 décigrammes dissous dans un verre d'eau.

Cette intéressante question a été si incomplètement étudiée par cet auteur au point de vue expérimental, que notre vénéré maître, M. le professeur A. Mayor, nous a conseillé d'entreprendre des recherches nouvelles à cet égard, afin de vérifier si les résultats expérimentaux permettraient réellement de conclure à une action anti-toxique du permanganate vis-à-vis de la morphine, s'exerçant non plus comme on l'avait admis dans l'intérieur du tube gastro-intestinal, mais s'établissant après absorption de l'une et de l'autre substance au sein même des tissus ou des humeurs.

Alors que nous avions presque terminé nos expériences a paru dans les « Archives internationales de Pharmacodynamie et de Thérapie »[1], un travail de L. de Busscher, où cet auteur fait l'exposé de recherches qu'il a entreprises de son côté pour vérifier les conceptions de Moor. De Busscher a expérimenté sur des lapins et des chiens, mais en procédant d'une façon différente de celle dont nous nous étions servis et que nous exposerons par la suite; il a administré la morphine et le permanganate *per os*. Les résultats auxquels il est arrivé ont été pour une grande part négatifs.

Nous avons expérimenté sur des lapins et sur des cobayes, et nous avons cherché à obtenir le résultat désiré en administrant les deux substances, tantôt par voie hypodermique, tantôt par voie intraveineuse.

D'abord, nous avons commencé, pour des raisons que nous exposerons par la suite, par faire un certain nombre d'expériences avec la morphine seule, pour nous rendre

[1] Volume XIII, fascicules III et IV, 1904, p. 309—327.

mieux compte de la valeur toxique de cette substance par kilogramme d'animal chez le lapin et le cobaye, ainsi que de l'évolution des phénomènes d'intoxication qu'elle produit. Nous nous sommes assurés que pour produire un effet marqué d'intoxication, la dose de 0 gr. 40 par kilogr. en injection hypodermique est nécessaire, tant pour le lapin que pour le cobaye. Même à cette dose, les effets ne sont en général pas suivis de mort.

En outre, pour agir de la même façon que Moor, dans beaucoup de nos expériences nous avons administré la dose de 0 gr. 06 centigr. par kilogr. et même moins (0 gr. 04 centigr.). Une raison qui nous a poussé à faire un certain nombre d'expériences avec des doses relativement faibles de morphine, est la toxicité du permanganate de potasse administré par voie intraveineuse, toxicité que nous avons constatée dans quelques expériences.

Du reste, nous avons fait un certain nombre d'expériences avec le permanganate de potasse seul, pour nous rendre compte de sa valeur toxique et surtout de son mode d'action. Ce corps, qui est bien supporté par voie hypodermique, même à la dose de 0 gr. 50 par kilog. d'animal, peut provoquer la mort en injection intraveineuse à la dose de 0 gr. 06 centigr. par kilogr. en solution diluée (1 %).

Nos solutions de permanganate de potasse étaient faites dans du sérum physiologique à 7 p. 1000, afin de les rendre mieux supportables par les tissus et surtout par le sang, et d'éviter en partie les accidents qui pourraient résulter de son administration en solution aqueuse (phlegmons, thromboses vasculaires).

Les injections de permanganate de potasse dans la jugulaire ne doivent pas être tentées, en raison de la proximité du cœur droit. Nous verrons plus loin que ces injections ont été mortelles.

Comme action physiologique, nous avons constaté immédiatement après l'injection de permanganate, que cette injection ait été hypodermique ou intraveineuse, une accélération de la respiration, mais qui ne s'est jamais maintenue au-delà de 20 ou 40 minutes, terme après lequel elle revenait graduellement à la normale. Nous avons constaté ce même phénomène dans presque toutes les expériences que nous avons faites avec la morphine et le permanganate injectés successivement. Tantôt il est peu accentué et transitoire: il paraît alors dû à la douleur provoquée par l'injection. Tantôt plus tardif et très accentué, il s'est présenté chez des animaux, que le lendemain on trouva morts et à l'autopsie desquels les lésions rencontrées donnaient l'explication de l'accès polypnéique constaté pendant la vie.

Dans les expériences que nous avons faites avec la morphine et le permanganate de potasse administrés successivement chez le même animal, nous avons tenu compte de cette indication de Moor que « un gramme de permanganate de potasse oxyde environ 1 gramme de sulfate de morphine ». Par conséquent, nous avons employé des doses égales de morphine et de permanganate de potasse.

Cependant, comme nous avons administré ces substances en solution par voie hypodermique ou intraveineuse, et comme Moor prétend que le manganoxyprot, que nous avons mentionné précédemment et qui résulte de la combinaison du permanganate de potasse et de l'albumine des tissus et du sang, a la propriété d'oxyder une quantité de morphine deux ou trois fois supérieure à la quantité de permanganate qui est entrée dans sa constitution, nous avons fait un certain nombre d'expériences dans lesquelles nous avons employé des doses de permanganate de potasse deux ou trois fois inférieures à la dose de morphine que nous avons employée.

Dans un certain nombre d'expériences, au contraire, nous avons employé des doses de permanganate supérieures aux doses de morphine employées.

Les solutions de permanganate de potasse que nous avons employées ont varié de titre; nous avons employé, suivant les besoins, des solutions à $^1/_{15}$e, à 1 p. 100 et à ½ p. 100.

Comme Schreiber[1] recommande l'emploi du permanganate de soude comme moins toxique, nous avons fait aussi un certain nombre d'expériences avec ce sel, soit pour étudier sa toxicité, soit pour constater son action antidotique vis-à-vis de la morphine.

Parmi les divers sels de morphine, nous avons choisi, pour nos expériences, le chlorhydrate, comme étant le plus usité. La solution de ce sel que nous avons employée était au titre de 1 %.

La respiration chez les animaux auxquels nous avons administré la morphine a affecté le rythme périodique connu; et nous l'avons vue persister même après l'administration du permanganate de potasse.

Comme moment d'intervention avec le permanganate de potasse (ou de soude) chez les animaux intoxiqués par la morphine, nous avons choisi celui où la respiration, très fortement ralentie, restait constante.

Dans tous les cas où nos animaux ont succombé, nous avons procédé à leur autopsie et nous avons signalé les lésions que nous avons constatées; ces lésions, d'ail-

[1] Centralbl. f. inn. Med., 11 juin 1898.

leurs, étaient dues, dans tous les cas, au permanganate et étaient presque toujours de même nature.

Nous avons eu soin, dans toutes les expériences où nous avons employé deux animaux, dont l'un comme point de comparaison, de rédiger un tableau indiquant le rapport des respirations pour 100 pour chacun de ces animaux.

Nous allons donc exposer:

1° Les expériences préliminaires faites: *a)* avec la morphine seule; *b)* avec le permanganate de potasse seul.

2° Les expériences faites avec la morphine et le permanganate de potasse successivement administrés sur le même animal. Ces dernières se subdivisent en trois groupes. Le premier groupe comprend les expériences dans lesquelles les doses de permanganate employées étaient égales à celles de morphine. Le second groupe comprend les expériences dans lesquelles les doses de permanganate étaient deux ou trois fois inférieures à celles de morphine. Le troisième groupe, enfin, comprend les expériences dans lesquelles les doses de permanganate employées étaient supérieures à celles de morphine.

3° Les expériences faites en utilisant le permanganate de soude.

4° Enfin, nos conclusions générales.

## CHAPITRE PREMIER

# Expériences préliminaires

---

### § 1. — Morphine.

Cette première série d'expériences a été entreprise uniquement pour avoir comme point de comparaison une description détaillée de l'évolution de l'intoxication morphinique déterminée par injection sous cutanée chez le lapin et le cobaye.

En eux-mêmes, les phénomènes que nous avons constatés sont dès longtemps connus, classiques même. Mais le moment exact de leur apparition, leur durée, leur rapidité d'évolution, leur intensité selon les doses employées devaient être fixées, afin d'examiner dans quelle mesure ces diverses qualités pouvaient être influencées par le traitement manganique.

#### A. — Expériences sur des lapins.

*Expérience 1.* — Lapin : 1835 gr. Respirations 80 p. minute.

à 4 h. 25 m. — Injection sous la peau de 0 gr. 20 de morphine.

4 h. 40 m. — Respirations 28 p. minute. Pupilles rétrétrécies. Réflexe cornéen normal. L'animal est affaissé. Il reste aplati sur le ventre, les pattes allongées.

à 4 h. 45 m. — Respirations 25 p. m. L'animal est dans la période d'excitation. Il réagit aux excitations extérieures. Réflexe patellaire exagéré. Pupille punctiforme. Réflexe cornéen diminué.

4 h. 50 m. — Respirations 25 p. m. L'animal est encore anormalement excitable. Le réflexe cornéen paraît être revenu.

5 h. 00 m. — Respirations 35 p. m. Pupilles plus dilatées. L'excitabilité exagérée persiste.

5 h. 20 m. — Respirations 58 p. m. L'animal reste aplati sur le ventre. — Le lendemain, ce lapin était presque complètement réveillé.

*Exp. 2.* — Lapin : 1940 gr. Respirations 85 p. m.

à 5 h. 10 m. — Injection sous la peau de 0 gr. 30 de morphine par kilogr.

5 h. 15 m. — Respirations 32 p. minute. L'animal est excité. Réflexe cornéen diminué.

5 h. 25 m. — Respirations 32 p. m. L'animal s'affaisse sur le ventre, les pattes allongées.

5 h. 38 m. — Respirations 34 p. m. Même état, mais le réflexe cornéen semble reparaître.

5 h. 50 m. — Respirations 38 p. m. Réflexe cornéen presque normal. L'animal présente de temps à autre de petites secousses convulsives. Il est encore en état de sommeil. Le lendemain, l'animal est presque réveillé ; il a 70 respirations par minute.

*Exp. 3.* — Lapin : 1960 gr. Respirations 102 p. m.

à 4 h. 10 m. — Injection sous la peau de 0 gr. 40 de morphine par kilogr.

à 4 h. 20 m. — Respirations 14 p. minute. L'animal se trouve dans la période d'excitation. Réflexe cornéen normal. Réflexe patellaire peu exagéré.

4 h. 45 m. — Respirations 22 p. m. L'animal est très excitable. Rigidité des pattes postérieures. De temps à autre petites secousses convulsives.

5 h. 22 m. — Respirations 42 p. m. De temps en temps convulsions. La rigidité des pattes postérieures est plus prononcée qu'avant. En dehors des périodes de convulsions, l'animal paraît être dans un état de narcose profonde.

5 h. 35 m. — Respirations 50 p. m. Sans changement dans l'état antérieur. Le lendemain, l'animal n'était pas encore complètement réveillé. Il avait 78 respirations p. minute.

---

## B. — **Expériences sur le cobaye.**

*Exp. 1.* — Cobaye : 425 gr. Respirations 150 p. m.

à 4 h. 00 m. — Injection sous-cutanée de 0 gr. 20 de morphine par kilogr.

4 h. 07 m. — L'animal est très excité. Respirations 62. Réflexe cornéen conservé. Réflexe rotulien plutôt exagéré.

4 h. 30 m. — La période d'excitation continue. L'animal mal reste aplati sur le ventre, les pattes allongées. Respirations 62 p. m.

5 h. 00 m. — Respirations 65 p. m. Réflexe cornéen conservé. Réflexe rotulien exagéré. Membres postérieurs rigides.

à 5 h. 20 m. — Respirations 72 p. m. Même état que précédemment.

5 h. 35 m. — Respirations 80 p. m. La rigidité des membres postérieurs persiste. Réflexe cornéen normal.

6 h. 00 m. — Respirations 80 p. m. L'animal commence à se réveiller. Le lendemain, il était normal et il avait 98 respirations p. m.

*Exp. 2.* — Cobaye: 640 gr. Respirations 140 p. m.

à 4 h. 50 m. — Injection sous-cutanée de 0 gr. 30 de morphine par kilogr.

5 h. 10 m. — Respirations 100 p. minute. Réflexe cornéen conservé. Réflexe patellaire normal. L'animal est peu excité.

5 h. 20 m. — L'animal est affaissé, dans un état de stupeur. Cornée insensible. L'animal ne réagit pas aux influences extérieures. Respitions 100 p. m.

5 h. 40 m. — Respirations 100 p. m. Même état qu'avant.

6 h. 00 m. — Respirations 120 p. m. L'animal est encore narcosé. Le lendemain, ce cobaye était presque complètement réveillé et il avait 125 respirations p. m.

*Exp.3.* — Cobaye: 510 gr. Respirations 108 p. m.

à 4 h. 25 m. — Injection sous la peau de 0 gr. 40 de morphine par kilogr.

4 h. 50 m. — L'animal est très agité et il est pris de convulsions. Respirations 28 p. minute. Réflexe cornéen un peu diminué. Réflexe patellaire exagéré.

à 5 h. 10 m. L'animal continue à être agité. Il crie, tourne en manège. Respirations 37 p. m.

6 h. 00 m. Respirations 42 p. m. L'animal se trouve dans un état de narcose profonde. Le lendemain, il était encore somnolent. Respirations 80 p. m.

*Conclusions.* — De ce premier groupe d'expériences, nous pouvons, en comparant les divers effets produits par les doses variées que nous avons employées, conclure que, aussi bien chez le lapin que chez le cobaye, la dose de de 0 gr. 40 par kilogr. est nécessaire pour produire des phénomènes d'intoxication évidents. Nous voyons aussi qu'avec cette dose il n'y a qu'une période de ralentissement respiratoire très courte. L'accélération respiratoire consécutive que l'on observe avec cette dose ne doit pas être considérée comme un signe de réveil. Elle appartient, on le sait, à la symptomatologie de l'intoxication par les fortes doses de morphine chez l'animal. Nous avons avec de faibles doses de morphine (0 gr. 06 par kilogr.), constaté aussi une accélération des mouvements respiratoires; seulement cette accélération apparaissait beaucoup plus tard et elle était moins prononcée que celle que nous avons observée après administration de fortes doses de morphine. Elle n'était que l'indice d'un commencement de réveil.

---

## § 2. — **Permanganate de potasse.**

Dans toutes ces expériences, nous avons employé une solution de permanganate de potasse au titre de 1 gr. de ce sel pour 100 gr. de sérum physiologique à 7 p. 1000. Ces expériences portent sur des lapins et sur des cobayes.

### A. — **Expériences sur le lapin.**

*Exp. 1.* — Lapin : 1430 gr., attaché sur le dos.
Respirations 94 par minute.

à 3 h. 45 m. — Injection dans la veine auriculaire de 0 gr. 06 de permanganate de potasse par kilogr. d'animal.
4 h. 05 m. — Fin de l'injection.
4 h. 06 m. — Respirations 120 par minute.
4 h. 15 m. — Respirations 120 par minute.
4 h. 30 m. — Respirations 122 par minute.
4 h. 45 m. — Respirations 124 par minute.
5 h. 00 m. — Respirations 127 par minute.
5 h. 15 m. — Respirations 127 par minute. En ce moment l'animal est très agité et il est immédiatement détaché.
5 h. 30 m. — Respirations 127 par minute.
6 h. 00 m. — Respirations 130 p. m. L'animal convulse. Le lendemain on le trouva mort. A l'autopsie, nous constatons de l'œdème et de la congestion des deux poumons, une forte hyperhémie de l'intestin et du mésentère, des hémorragies sous-muqueuses dans l'estomac, une forte congestion des capsules surrénales et des deux reins ; les urines sont sanguinolentes.

*Exp. 2.* — Lapin : 1780 gr., attaché sur le dos.
Respirations 98 par minute.

Nous avons administré à ce lapin la dose de 0 gr. 06 par kilogr. en injection dans la veine auriculaire, mais nous avons fractionné la dose et nous avons injecté le permanganate de potasse en deux fois.

à 4 h. 00 m. — Injection dans la veine auriculaire de 5 cc. de la solution titrée de permanganate de potasse, soit 0 g. 05 centigr. de ce sel.

4 h. 10 m. — Fin de l'injection.

4 h. 12 m. — Respirations 100 par minute.

4 h. 30 m. — Respirations 100 par minute.

4 h. 45 m. — Nouvelle injection dans la veine auriculaire de 5 cc. de la solution titrée de permanganate.

4 h. 55 m. — Fin de l'injection.

5 h. 00 m. — Respirations 110 par minute.

5 h. 15 m. — Respirations 113 par minute.

5 h. 30 m. — Respirations 115 par minute.

5 h. 45 m. — Respirations 115 par minute. L'animal convulse, il est alors détaché.

6 h. 00 m. — Respirations 120 par minute. L'animal continue à convulser. Le lendemain, on le trouva mort. A l'autopsie nous constatons de la congestion pulmonaire intense, quelques ecchymoses dans la muqueuse stomacale et de la congestion des deux reins; les urines sont sanguinolentes.

*Exp. 3.* — Lapin, 1510 gr. Respirations 78 p. m.

Dans cette expérience nous avons administré 0 gr. 30 de permanganate par kilogr.: soit 0 gr. 45 environ pour 1510 grammes. Nous avons administré ce sel en injection sous la peau et par doses fractionnées, pour ne pas injecter trop de permanganate à la fois, conduite que nous avons aussi suivie dans toutes les expériences subséquentes.

à 5 h. 12 m. — Injection sous-cutanée de 15 centigr. de permanganate en sol. 1 %.

5 h. 17 m. — Respirations 78 par minute.

à 5 h. 27 m. — Respirations 80 par minute. Nouvelle injection sous la peau de 0 gr. 15 de permanganate. L'animal ne présente rien d'autre d'anormal, à part cette petite augmentation dans la fréquence des mouvements respiratoires.

5 h. 35 m. — Respirations 84 par minute.

5 h. 40 m. — Respirations 90 par minute.

5 h. 45 m. — Respirations 88 par minute.

5 h. 50 m. — Respirations 84 par minute. Nouvelle injection sous la peau de 0 gr. 15 de permanganate de potasse.

5 h. 55 m. — Respirations 90 par minute.

6 h. 00 m. — Respirations 84 par minute.

6 h. 05 m. — Respirations 78 par minute.

6 h. 15 m. — Respirations 78 par minute. L'animal est bien portant. Le lendemain, il est dans le même état.

*Exp. 4.* — Lapin : 1660 gr. Respirations 120 p. m.

Dans cette expérience nous avons administré 0 gr. 40 de permanganate par kilogr.

à 4 h. 20 m. — Injection sous la peau de 0 gr. 23 de permanganate, soit de 23 cc. de la solution titrée.

4 h. 30 m. — Respirations 132 par minute.

4 h. 40 m. — Respirations 145 par minute.

4 h. 50 m. — Respirations 145 par minute. Nouvelle injection sous la peau de 0 gr. 23 de permanganate.

5 h. 00 m. — Respirations 154 par minute.

5 h. 10 m. — Respirations 154 par minute.

5 h. 20 m. — Respirations 148 par minute.

à 5 h. 30 m. — Respirations 140 par minute.
5 h. 40 m. — Respirations 134 par minute. Injection sous la peau de 21 centigr. de permanganate.
5 h. 50 m. — Respirations 152 par minute. L'animal en ce moment est pris de petites secousses convulsives.
6 h. 00 m. — Respirations 152 par minute.
6 h. 10 m. — Respirations 148 par minute.
6 h. 20 m. — Respirations 145 par minute.
6 h. 30 m. — Respirations 142 par minute.
6 h. 40 m. — Respirations 138 par minute.
6 h. 50 m. — Respirations 132 par minute.
7 h. 00 m. — Respirations 125 par minute. L'animal reste calme. Le lendemain, il était tout à fait normal.

*Exp.* [illegible]. — Lapin : 1830 gr. Respirations 85 p. m.

La dose de permanganate de potasse que nous avons administrée par kilogr. d'animal, dans cette expérience, fut de 0 gr. 50 centigr.

à 4 h. 00 m. — Injection sous la peau de 0 gr. 32 de permanganate de potasse, en solution à 1 %.
4 h. 10 m. — Respirations 90 par minute. Rien de remarquable à noter.
4 h. 20 m. — Respirations 102 par minute. Nouvelle injection sous la peau de 0 gr. 32 de permanganate de potasse.
4 h. 30 m. — Respirations 108 par minute.
4 h. 40 m. — Respirations 110 par minute. L'animal est un peu agité.
4 h. 50 m. — Respirations 108 par minute.
5 h. 10 m. — Respirations 104 par minute.
5 h. 30 m. — Respirations 98 par minute.

à 5 h. 50 m. — Respirations 92 par minute. Injection sous la peau de 28 centigr. de permanganate de potasse.

6 h. 10 m. — Respirations 94 par minute.

6 h. 20 m. — Respirations 103 par minute.

6 h. 30 m. — Respirations 106 par minute. L'animal est pris de petites secousses convulsives.

6 h. 40 m. — Respiration 106 par minute.

6 h. 50 m. — Respirations 100 par minute.

7 h. 00 m. — Respirations 94 par minute.

7 h. 10 m. — Respirations 90 par minute. L'animal semble ne pas souffrir. Le lendemain, il était normal.

---

### B. — **Expériences sur le cobaye.**

*Exp. 1.* — Cobaye: 470 gr. Respirations 115 p. m.

La dose de permanganate de potasse que nous avons injectée chez cet animal fut de 0 gr. 10 par kilogr.

à 4 h. 05 m. — Injection sous la peau de 0 gr. 025 milligr. de permanganate, soit 2 cc. et demi de la solution titrée.

4 h. 15 m. — Respirations 128 par minute.

4 h. 25 m. — Respirations 130 par minute; injection sous la peau de 0 gr. 020 milligr. de permanganate, soit 2 cc. de la solution titrée.

4 h. 35 m. — Respirations 140 par minute.

4 h. 45 m. — Respirations 148 par minute.

4 h. 55 m. — Respirations 144 par minute.

5 h. 05 m. — Respirations 138 par minute.

5 h. 15 m. — Respirations 127 par minute.

5 h. 25 m. — Respirations 125 par minute.

5 h. 35 m. — Respirations 125 par minute.

5 h. 45 m. — Respirations 120 par minute. Pendant la

durée de l'expérience, l'animal, à part cette accélération des mouvements respiratoires, n'a rien présenté d'anormal ; le lendemain, il était parfaitement bien portant.

*Exp. 2.* — Cobaye : 610 gr. Respirations 106 p. m.

La dose de permanganate de potasse injectée chez cet animal fut de 0 gr. 15 par kilogramme.

à 5 h. 10 m. — Injection sous la peau de 0 gr. 05 de permanganate, soit 5 cc. de la solution titrée.

5 h. 20 m. — Respirations 120 par minute.

5 h. 30 m. — Respirations 130 par minute.

5 h. 40 m. — Respirations 130 par minute. Injection sous la peau de 0 gr. 04 de permanganate, soit 4 cc. de la solution titrée.

5 h. 45 m. — Respirations 132 par minute. L'animal est pris de convulsions.

5 h. 55 m. — Respirations 128 par minute.

6 h. 05 m. — Respirations 125 par minute. Le lendemain, l'animal était bien portant.

*Exp. 3.* — Cobaye : 525 gr. Respirations 122 p. m.

La dose de permanganate de potasse injectée chez cet animal fut de 0 gr. 20 par kilogr., soit 0 gr. 11 pour 525 gr. environ.

à 3 h. 25 m. — Injection de 0 gr. 04 de permanganate, soit 4 cc. de la solution titrée.

3 h. 35 m. — Respirations 136 par minute.

3 h. 45 m. — Respirations 142 par minute. Nouvelle injection sous la peau de 0 gr. 04 de permanganate, soit 4 cc. de la solution titrée.

3 h. 55 m. — Respirations 150 par minute.

4 h. 05 m. — Respirations 152 par minute.

à 4 h. 15 m. — Respirations 148 par minute.
4 h. 25 m. — Respirations 146 par minute.
4 h. 35 m. — Respirations 142 par minute.
4 h. 45 m. — Respirations 142 par minute.
4 h. 55 m. — Respirations 134 par minute. Injection sous la peau de 0 gr. 03 de permanganate, soit 3 cc. de la solution titrée.
5 h. 05 m. — Respirations 144 par minute.
5 h. 15 m. — Respirations 144 par minute.
5 h. 25 m. — Respirations 144 par minute.
5 h. 40 m. — Respirations 148 par minute. L'animal convulse.
6 h. 00 m. — Respirations 150 par minute. Les convulsions persistent. Ce cobaye est trouvé mort le lendemain. A son autopsie nous constatons de la congestion pulmonaire, une hyperhémie généralisée du tube intestinal, des ecchymoses multiples dans l'estomac et de la congestion des deux reins.

*N. B.* — Nous avons fait deux expériences encore avec le permanganate de potasse seul : l'une de celles-ci a porté sur un lapin et était du même type que l'expérience 2 du groupe A ; l'autre a porté sur un cobaye et était du même type que l'expérience 3 du groupe B. Les résultats en furent semblables.

*Conclusions.* — Des quelques expériences qui précèdent nous pouvons conclure :

1° Que le cobaye est beaucoup plus sensible que le lapin à l'action du permanganate, puisque, dans la dernière expérience, la dose de 0 gr. 20 par kilogr. a pu déterminer la mort.

2° Que chez le lapin, l'injection sous-cutanée même

de 0 gr. 50 de permanganate de potasse par kilogr. d'animal est bien supportée, et que, par contre, l'injection intraveineuse (veine auriculaire) de 0 gr. 06 de ce sel par kilogr., même en solution diluée à 1 p. 100 est capable de provoquer la mort.

3° Que le permanganate de potasse détermine une accélération de la respiration, accélération de courte durée; et que, après cette accélération qui est due à l'action de la douleur, la respiration, tend graduellement à devenir normale.

4° Que ce sel détermine avec des doses un peu élevées des phénomènes convulsifs.

5° Que les lésions constatées dans les cas de mort consistent en une hyperhémie de presque tous les organes, que l'on attribue partiellement à l'irritation sanguine produite par le permanganate.

---

CHAPITRE II

# La morphine et le permanganate de potasse, injectés successivement chez le même animal

## § I. — Doses de permanganate de potasse égales à celles de morphine employées.

### A. — Expériences sur le lapin.

Dans les deux expériences que nous rapportons en premier lieu, nous avons voulu suivre la méthode adoptée par Moor dans son unique expérience. Nous avons donc pris pour chacune de ces deux expériences, deux lapins de poids à peu près égal pour pouvoir injecter à chacun la même quantité de morphine, seulement au lieu de procéder comme Moor et d'injecter à l'un des lapins la morphine dans la veine jugulaire, chez tous deux, nous l'avons injectée sous la peau. Dans d'autres expériences, que nous relaterons plus bas, nous avons pratiqué les injections tantôt dans la veine auriculaire, tantôt sous la peau. Les solutions de permanganate de potasse que nous avons employées ont été de titres variés et elles ont été faites avec de l'eau distillée. La solution de chlorhydrate de morphine employée était, comme nous l'avons dit précédemment, au titre de 4 %.

*Expérience 1.*

| Heures. | Lapin A. 1510 gr. | Lapin B. 1495 gr. |
|---|---|---|
| | Nombre des respirat. p. minute. | |
| | **72** | **76** |
| A 4 h. 55 m. : injection sous-cutanée chez A et chez B de 0 gr. 06 de morphine en tout. | | |
| 5 h. 10 m. .............................. | 10 | 20 |
| Injection dans la veine jugulaire chez A, après l'avoir attaché sur le dos, de $^6/_{10}$ de cc. d'une solution de permanganate de potasse à $^1/_{15}$ (environ 7 %). | | |
| 5 h. 23 m. Fin de l'injection. | | |
| 5 h. 25 m. .............................. | 12 | 14 |
| Injection dans la veine jugulaire chez A de $^1/_4$ de cc. de la même solution de permanganate. | | |
| 5 h. 40 m. .............................. | 74 | 16 |
| Le lapin A est pris de convulsions. | | |
| 5 h. 55 m. .............................. | 82 | 14 |
| Le lapin A continue à convulser; il est alors détaché. | | |

Le lendemain on trouve le lapin A mort. A l'autopsie nous constatons une congestion pulmonaire intense avec œdème considérable, une thrombose très étendue dans la veine jugulaire, et une congestion intense des deux reins. Les urines sont fortement sanguinolentes.

Le tableau suivant indique rapporté à 100, pris comme représentant la normale, le nombre des respirations dans la minute au cours de l'expérience.

| Heures. | Lapin A. | Lapin B. |
|---|---|---|
| | Nombre des respirations. | |
| (Injection de morphine à 4 h. 55). | | |
| 5 h. 10 m. | 13.88 | 26.31 |
| 5 h. 25 m. | 16.66 | 18.42 |
| (2me injection de permanganate). | | |
| 5 h. 40 m. | 162.77 | 21.05 |
| 5 h. 55 m. | 113.88 | 18.42 |

*Expérience 2.*

| Heures. | Lapin A. 1640 gr. | Lapin B. 1620 gr. |
|---|---|---|
| | Nombre des respirat. p. minute. | |
| | 120 | 136 |
| A 5 h. 40 m. : injection sous-cutanée chez A et chez B de 0 gr. 06 de morphine en tout. | | |
| 5 h. 55 m. | 20 | 22 |
| Injection dans la veine jugulaire chez A de $^6/_{10}$ de cc. de la solution de permanganate de potasse à $^1/_{15}$. | | |
| 6 h. 10 m. Fin de l'injection. | | |
| 6 h. 15 m. | 120 | 12 |
| Injection de la veine jugulaire chez A de $^1/_4$ de cc. de la même solution. Immédiatement après cette injection l'animal était pris de convulsions et à 6 h. 20 m., il était mort. | | |
| 6 h. 20 m. | 0 | 12 |

L'autopsie du lapin A est pratiquée aussitôt. Nous constatons des lésions de nature identique à celles trouvées à l'autopsie du lapin A de l'expérience 1.

Le tableau suivant indique le rapport des respirations pour 100 par minute:

| Heures. | Nombre des respirations Lapin A. | Lapin B. |
|---|---|---|
| (Injection de morphine à 5 h. 40). | | |
| 5 h. 55 m.................................... | 16.66 | 16.17 |
| (Injection de permanganate). | | |
| 6 h. 15 m.................................... | 100 | 8.82 |
| 6 h. 20 m.................................... | 0 | 8.82 |

*Expérience 3.*

| Heures. | Lapin A. 1740 gr. | Lapin B. 1615 gr. |
|---|---|---|
| | Nombre des respirat. p. minute. | |
| | 104 | 115 |

A 4 h. : injection de morphine dans la veine auriculaire chez A et chez B à raison de 0 gr. 04 par kilog. d'animal.

A 4 h. 15 m. Fin de l'injection.

| | | |
|---|---|---|
| 4 h. 20 m.................................... | 50 | 45 |
| 4 h. 40 m.................................... | 30 | 29. |
| 4 h. 50 m.................................... | 25 | 26 |
| 5 h. 0 m.................................... | 25 | 22 |

Injection dans la veine auriculaire chez A de 0 gr. 07 de permanganate de potasse, soit 14 cc. d'une solution de ce sel à $^1/_2$ p. 100.

A 5 h. 20 m. : fin de l'injection.

| | | |
|---|---|---|
| 5 h. 22 m.................................... | 38 | 22 |
| 5 h. 30 m.................................... | 36 | 22 |
| 5 h. 40 m.................................... | 36 | 30 |
| 5 h. 50 m.................................... | 34 | 29 |
| 6 h. 0 m.................................... | 32 | 30 |
| 6 h. 10 m.................................... | 34 | 30 |
| 6 h. 20 m.................................... | 30 | 30 |
| 6 h. 30 m.................................... | 30 | 32 |
| 6 h. 40 m.................................... | 28 | 34 |
| 6 h. 50 m.................................... | 28 | 34 |

Les animaux, pendant toute la durée de l'expérience, restent en état de sommeil ; le lendemain tous deux étaient bien réveillés.

Le tableau suivant indique le rapport des respirations à leur chiffre normal, représenté par 100.

| Heures. | Nombre des respirations. Lapin A. | Lapin B. |
|---|---|---|
| (Injection de morphine à 4 h. 0 m.). | | |
| 4 h. 20 m. | 48.07 | 39.13 |
| 4 h. 40 m. | 28.84 | 25.21 |
| 4 h. 50 m. | 24.03 | 22.60 |
| | Lapin A. Nombre des respirat. p. minute. | Lapin B. |
| 5 h. 0 m. | 24.03 | 19.13 |
| (Injection de permanganate). | | |
| 5 h. 22 m. | 36.53 | 19.13 |
| 5 h. 30 m. | 34.61 | 19.13 |
| 5 h. 40 m. | 34.61 | 26.08 |
| 5 h. 50 m. | | |
| 6 h. 0 m. | 30.76 | 26.08 |
| 6 h. 10 m. | 32.69 | 26.08 |
| 6 h. 20 m. | 28.84 | 26.08 |
| 6 h. 30 m. | 28.84 | 27.82 |
| 6 h. 40 m. | 26.92 | 29.56 |
| 6 h. 50 m. | 26.92 | 29.56 |

### *Expérience 4.*

| Heures. | Lapin A. 1810 gr. Nombre des respirat. p. minute. | Lapin B. 1780 gr. |
|---|---|---|
| | 120 | 112 |

A 4 h. 15 m. : injection de morphine dans la veine auriculaire chez A et chez B, à raison de 0 gr. 04 par kilog.

A 4 h. 28 m. : fin de l'injection.

| Heures. | Lapin A. | Lapin B. |
| --- | --- | --- |
| | Nombre des respirat. p. minute. | |
| 4 h. 30 m. | 60 | 55 |
| 4 h. 40 m. | 43 | 40 |
| 4 h. 50 m. | 30 | 33 |
| 5 h. 0 m. | 30 | 28 |
| Injection dans la veine auriculaire chez A de 0 gr. 072 milligr. de permanganate de potasse, soit 15 cc. environ d'une solution de ce sel à 1/2 p. 100. | | |
| A 5 h. 17 m.: fin de l'injection. | | |
| 5 h. 20 m. | 34 | 22 |
| 5 h. 30 m. | 36 | 25 |
| 5 h. 40 m. | 38 | 25 |
| 5 h. 50 m. | 34 | 28 |
| 6 h. 0 m. | 34 | 28 |
| 6 h. 10 m. | 32 | 30 |
| 6 h. 20 m. | 30 | 30 |
| 6 h. 30 m. | 30 | 35 |

Pendant la durée de cette expérience nous n'avons observé aucun changement dans l'état du lapin traité par le permanganate de potasse; cet animal, comme son témoin non traité, se trouvait dans un état de narcose parfait. Le lendemain tous deux étaient bien réveillés.

Le tableau suivant indique le rapport des respirations pour 100 par minute:

| Heures. | Lapin A. | Lapin B. |
| --- | --- | --- |
| | Nombre des respirations. | |
| (Injection de morphine à 4 h. 15). | | |
| 4 h. 30 m. | 50.00 | 49.10 |
| 4 h. 40 m. | 35.83 | 35.71 |
| 4 h. 50 m. | 25.00 | 29.46 |
| 5 h. 0 m. | 25.00 | 25.00 |

| Heures. | Lapin A. | Lapin B. |
|---|---|---|
| | Nombre des respirations. | |
| (Injection de permanganate). | | |
| 5 h. 20 m. | 28.33 | 19.64 |
| 5 h. 30 m. | 30.00 | 22.32 |
| 5 h. 40 m. | 31.66 | 22.32 |
| 5 h. 50 m. | 28.33 | 25.00 |
| 6 h. 0 m. | 28.33 | 25.00 |
| 6 h. 10 m. | 26.66 | 26.78 |
| 6 h. 20 m. | 25.00 | 26.78 |
| 6 h. 30 m. | 25.00 | 31.25 |

*Expérience 5.*

| Heures. | Lapin A. 1915 gr. | Lapin B. 1540 gr. |
|---|---|---|
| | Nombre des respirat. p. minute. | |
| A 5 h. 45 m. : injection sous-cutanée de morphine chez A et chez B, à raison de 0 gr. 10 par kilog. d'animal. | 96 | 52 |
| 5 h. 55 m. | 20 | 20 |
| 6 h. 10 m. | 20 | 18 |
| Injection sous-cutanée chez A de 0 gr. 10 de permanganate, soit 10 cc. d'une solution de ce sel à 1 %. | | |
| 6 h. 25 m. | 30 | 20 |
| Injection sous-cutanée chez A de 0 gr. 09 de permanganate, c'est-à-dire 9 cc. de la solution de ce sel à 1 %. | | |
| 6 h. 40 m. | 38 | 24 |
| 6 h. 50 m. | 38 | 20 |
| 7 h. 0 m. | 32 | 29 |

Ces animaux ne se sont réveillés que le lendemain seulement.

Le tableau suivant indique le rapport des respirations pour 100 par minute:

| Heures. | Lapin A. | Lapin B. |
|---|---|---|
| | Nombre des respirations. | |
| (Injection de morphine à 5 h. 45). | | |
| 5 h. 55 m.................................. | 20.83 | 38.46 |
| 6 h. 10 m.................................. | 20.83 | 34.66 |
| (Injection de permanganate). | | |
| 6 h. 25 m.................................. | 31.25 | 38.46 |
| (2me injection de permanganate). | | |
| 6 h. 40 m.................................. | 39.58 | 46.15 |
| 6 h. 50 m.................................. | 39.58 | 38.46 |
| 7 h. 0 m.................................. | 33.33 | 55.76 |

*Expérience 6.*

| Heures. | Lapin A. 1470 gr. | Lapin B. 1390 gr. |
|---|---|---|
| | Nombre des respirat. p. minute. | |
| | 98 | 104 |
| A 3 h. 50 m.: injection sous-cutanée de morphine chez A et chez B, à raison de 0 gr. 20 par kilog. | | |
| 4 h. 0 m.................................. | 33 | 40 |
| 4 h. 15 m.................................. | 18 | 20 |
| Injection sous-cutanée chez A de 0 gr. 29 de permanganate de potasse, soit 29 cc. d'une solution de ce sel à 1 %. | | |
| A 4 h. 30 m.: fin de l'injection. | | |
| 4 h. 32 m.................................. | 25 | 20 |
| 4 h. 45 m.................................. | 33 | 16 |
| 5 h. 0 m.................................. | 36 | 16 |
| 5 h. 15 m.................................. | 38 | 15 |
| 5 h. 30 m.................................. | 36 | 18 |
| 5 h. 45 m.................................. | 34 | 18 |
| 6 h. 0 m.................................. | 32 | 20 |
| 6 h. 15 m.................................. | 32 | 24 |
| 6 h. 30 m.................................. | 32 | 26 |

Ces deux lapins jusqu'à la fin de l'expérience se trouvaient en état de narcose complète; le lendemain ils étaient revenus à l'état normal.

Le tableau suivant indique le rapport des respirations pour 100 par minute:

| Heures. | Lapin A. | Lapin B. |
|---|---|---|
| | Nombre des respirations. | |
| (Injection de morphine à 3 h. 50). | | |
| 4 h. 0 m. | 33.67 | 38.46 |
| 4 h. 15 m. | 18.36 | 19.23 |
| (Injection de permanganate). | | |
| 4 h. 32 m. | 25.51 | 19.23 |
| 4 h. 45 m. | 33.67 | 15.38 |
| 5 h. 0 m. | 36.73 | 15.38 |
| 5 h. 15 m. | 38.77 | 14.42 |
| 5 h. 30 m. | 36.73 | 17.30 |
| 5 h. 45 m. | 34.69 | 17.30 |
| 6 h. 0 m. | 32.65 | 19.23 |
| 6 h. 15 m. | 32.65 | 23.07 |
| 6 h. 30 m. | 32.65 | 25.00 |

## *Expérience 7.*

| Heures. | Lapin A. 1930 gr. | Lapin B. 1710 gr. |
|---|---|---|
| | Nombre des respirat. p. minute. | |
| | 102 | 108 |
| A 4 h. 5 m.: injection sous-cutanée de morphine chez A et chez B, à raison de 0 gr. 30 par kilog. d'animal. | | |
| 4 h. 15 m. | 23 | 25 |
| 4 h. 25 m. | 12 | 14 |
| 4 h. 35 m. | 10 | 11 |
| Injection sous-cutanée chez A de 0 gr. 20 de permanganate de potasse, | | |

| Heures. | Lapin A. | Lapin B. |
|---|---|---|
| | Nombre des respirat. p. minute. | |
| soit 20 cc. d'une solution de ce sel à 1 %. | | |
| 4 h. 45 m. | 20 | 12 |
| 4 h. 55 m. | 25 | 12 |
| 5 h. 5 m. | 25 | 15 |
| Injection sous-cutanée chez A de 0 gr. 20 de permanganate de potasse, soit 20 cc. de la solution de ce sel à 1 %. | | |
| 5 h. 15 m. | 36 | 22 |
| 5 h. 25 m. | 32 | 24 |
| Injection sous-cutanée chez A de 0 gr. 17 de permanganate de potasse, soit 17 cc. de la solution de ce sel à 1 % | | |
| 5 h. 35 m. | 38 | 30 |
| 5 h. 45 m. | 38 | 38 |
| 5 h. 55 m. | 36 | 44 |
| 6 h. 5 m. | 36 | 48 |
| 6 h. 15 m. | 32 | 56 |
| 6 h. 25 m. | 26 | 65 |

Ces deux animaux n'ont présenté aucun signe de réveil pendant toute la durée de l'expérience; ce n'est que le lendemain que nous les avons trouvés réveillés.

Le tableau suivant indique le rapport des respirations pour 100 par minute:

| Heures. | Lapin A. | Lapin B. |
|---|---|---|
| | Nombre des respirations. | |
| (Injection de morphine à 4 h. 5 m.). | | |
| 4 h. 15 m. | 22.54 | 23.14 |
| 4 h. 25 m. | 11.76 | 12.96 |
| 4 h. 35 m. | 9.80 | 10.18 |

| Heures. | Lapin A. | Lapin B. |
|---|---|---|
| | Nombre des respirations. | |
| (1re injection de permanganate). | | |
| 4 h. 45 m. | 19.60 | 11.11 |
| 4 h. 55 m. | 24.50 | 11.11 |
| 5 h. 5 m. | 24.50 | 14.88 |
| (2me injection de permanganate). | | |
| 5 h. 15 m. | 35.29 | 20.37 |
| 5 h. 25 m. | 31.37 | 22.22 |
| (3me injection de permanganate). | | |
| 5 h. 35 m. | 37.35 | 27.77 |
| 5 h. 45 m. | 37.35 | 35.18 |
| 5 h. 55 m. | 35.29 | 40.74 |
| 6 h. 5 m. | 35.21 | 44.44 |
| 6 h. 15 m. | 31.37 | 51.85 |
| 6 h. 25 m. | 25.49 | 60.18 |

*Expérience 8.*

| Heures. | Lapin A. 1515 gr. | Lapin B. 1480 gr. |
|---|---|---|
| | Nombre des respirat. p. minute. | |
| | 84 | 68 |
| A 3 h. 40 m.: injection sous-cutanée de morphine chez A et chez B, à raison de 0 gr. 40 par kilog. d'animal. | | |
| 3 h. 50 m. | 15 | 10 |
| 4 h. 0 m. | 12 | 8 |
| 4 h. 10 m. | 12 | 7 |
| Injection sous-cutanée chez A de 0 gr. 25 de permanganate de potasse, soit 25 cc. d'une solution de ce sel à 1 %. | | |
| 4 h. 20 m. | 23 | 12 |
| 4 h. 30 m. | 30 | 24 |
| 4 h. 40 m. | 36 | 28 |

| Heures. | Lapin A. | Lapin B. |
|---|---|---|
| | Nombre des respirations. | |
| Injection sous-cutanée chez A de 0 gr. 25 de permanganate de potasse, soit 25 cc. d'une solution de ce sel à 1 %. | | |
| 4 h. 50 m. | 42 | 33 |
| 5 h. 0 m. | 50 | 42 |
| Injection sous-cutanée chez A de 0 gr. 12 de permanganate de potasse, soit 12 cc. de la solution de ce sel à 1 %. | | |
| 5 h. 10 m. | 54 | 48 |
| 5 h. 20 m. | 56 | 55 |
| 5 h. 30 m. | 54 | 57 |
| 5 h. 40 m. | 50 | 57 |
| 5 h. 50 m. | 42 | 62 |
| 6 h. 0 m. | 38 | 62 |
| 6 h. 10 m. | 36 | 62 |

Comme dans les expériences précédentes, au moment où nous avons mis fin à cette expérience (c'est-à-dire à 6 h. 10 m.), nos deux lapins, aussi bien celui qui, après avoir reçu la morphine, avait été traité par le permanganate de potasse, que celui qui avait reçu la morphine seule, se trouvaient dans un état de narcose profonde : ils ne répondaient pas aux excitations (comme nous l'avions observé d'ailleurs dans le cours des expériences ci-dessus exposées); leur réflexe cornéen était aboli; leur réflexe patellaire exagéré; tous les deux restaient étendus sur la table, les pattes allongées et rigides. Le lendemain matin, tous les deux étaient encore somnolents, probablement à cause de la forte dose de morphine qui leur avait été administrée.

Le tableau suivant indique le rapport des respirations pour 100 par minute:

| Heures. | Lapin A. | Lapin B. |
|---|---|---|
| | Nombre des respirations. | |
| (Injection de morphine à 3 h. 40). | | |
| 3 h. 50 m. | 17.85 | 14.70 |
| 4 h. 0 m. | 14.28 | 11.76 |
| 4 h. 10 m. | 14.28 | 10.29 |
| (1re injection de permanganate). | | |
| 4 h. 20 m. | 27.38 | 17.64 |
| 4 h. 30 m. | 35.71 | 35.29 |
| 4 h. 40 m. | 42.85 | 41.17 |
| (2me injection de permanganate). | | |
| 4 h. 50 m. | 50.00 | 48.53 |
| 5 h. 0 m. | 59.52 | 61.76 |
| (3me injection de permanganate). | | |
| 5 h. 10 m. | 64.30 | 70.58 |
| 5 h. 20 m. | 66.66 | 80.88 |
| 5 h. 30 m. | 64.30 | 83.82 |
| 5 h. 40 m. | 59.52 | 83.82 |
| 5 h. 50 m. | 50.00 | 91.17 |
| 6 h. 0 m. | 45.23 | 91.17 |
| 6 h. 10 m. | 42.85 | 91.17 |

*NB.* — Nous avons fait encore cinq expériences du même genre que les précédentes sur des lapins.

Dans l'une d'elles nous avons fait l'injection de chlorhydrate de morphine et celle de permanganate, toutes deux dans la veine auriculaire. La dose que nous avons employée pour chacun de ces deux sels fut de 0 gr. 06 par kilog. d'animal. Le résultat a été analogue à celui des expériences 3 et 4, mais le lapin qui avait reçu le permanganate de potasse a été trouvé mort le lendemain. A son autopsie nous avons constaté les lésions causées habituellement par ce sel.

Les quatre autres expériences étaient de même type que les expériences 5, 6, 7 et 8, et les résultats que nous en avons obtenus ont été semblables à ceux de ces dernières.

---

### B. — **Expériences sur le cobaye.**

Dans ces expériences nous avons employé des doses de morphine relativement faibles, parce que l'emploi de fortes doses de morphine eût nécessité l'emploi de fortes doses de permanganate, lesquels ne sont pas supportées par le cobaye. Nous nous sommes réservé d'employer les fortes doses de morphine chez le cobaye, dans les expériences du groupe suivant, où nous avons employé des doses de permanganate de potasse deux ou trois fois inférieures aux doses de morphine employées.

Nous avons fait en tout sept expériences sur le cobaye. Nous n'en rapportons que quatre, les autres, répétition des trois premières, ayant donné des résultats semblables.

*Expérience 1.*

| Heures | Cobaye A. 600 gr. | Cobaye B. 540 gr. |
|---|---|---|
| | Nombre des respirat. p. minute. | |
| | 116 | 108 |
| A 3 h. 50 m. : injection sous-cutanée de morphine chez A et chez B, à raison de 0 gr. 10 par kilog. d'animal. | | |
| 4 h. 0 m. | 67 | 72 |
| 4 h. 15 m. | 60 | 64 |
| 4 h. 30 m. | 54 | 57 |

| Heures. | Lapin A. | Lapin B. |
|---|---|---|
| | Nombre des respirat. p. minute. | |
| Injection sous-cutanée chez A de 0 gr. 06 de permanganate de potasse, soit 6 cc. d'une solution de ce sel à 1 %. | | |
| 4 h. 45 m. | 64 | 54 |
| 5 h. 0 m. | 68 | 54 |
| 5 h. 15 m. | 68 | 54 |
| 5 h. 30 m. | 64 | 60 |
| 5 h. 45 m. | 62 | 68 |
| 6 h. 06 m. | 56 | 74 |
| 6 h. 15 m. | 56 | 78 |

Le tableau suivant indique le rapport des respirations pour 100 par minute:

| Heures. | Cobaye A. | Cobaye B. |
|---|---|---|
| | Nombre des respirations. | |
| (Injection de morphine à 3 h. 50). | | |
| 4 h. 0 m. | 57.75 | 66.66 |
| 4 h. 15 m. | 51.72 | 59.25 |
| 4 h. 30 m. | 46.55 | 52.77 |
| (Injection de permanganate). | | |
| 4 h. 45 m. | 55.17 | 50.00 |
| 5 h. 0 m. | 58.62 | 50.00 |
| 5 h. 15 m. | 58.62 | 50.00 |
| 5 h. 30 m. | 55.17 | 55.55 |
| 5 h. 45 m. | 53.44 | 62.96 |
| 6 h. 0 m. | 48.27 | 68.51 |
| 6 h. 15 m. | 48.27 | 72.22 |

## *Expérience 2.*

| Heures. | Cobaye A. 620 gr. | Cobaye B. 590 gr. |
|---|---|---|
| | Nombre des respirat. p. minute. | |
| | 118 | 106 |

| Heures. | Lapin A. Nombre des respirat. | Lapin B. p. minute. |
|---|---|---|
| A 4 h. 40 m.: injection sous-cutanée de morphine chez A et chez B, à raison de 0 gr. 15 par kilog. d'animal. | | |
| 4 h. 55 m. | 88 | 82 |
| 5 h. 10 m. | 66 | 60 |
| 5 h. 25 m. | 52 | 48 |
| Injection sous-cutanée chez A de 0 gr. 05 de permanganate de potasse, soit 5 cc. d'une solution de ce sel à 1 %. | | |
| 5 h. 40 m. | 68 | 48 |
| 5 h. 55 m. | 70 | 54 |
| Injection sous-cutanée chez A de 0 gr. 04 de permanganate de potasse, soit 4 cc. de la solution de ce sel à 1 %. | | |
| 6 h. 10 m. | 84 | 56 |
| 6 h. 25 m. | 70 | 58 |
| 6 h. 40 m. | 70 | 63 |
| 6 h. 55 m. | 70 | 67 |

Le tableau suivant indique le rapport des respirations pour 100 par minute:

| Heures. | Cobaye A. Nombre des | Cobaye B. respirations. |
|---|---|---|
| (Injection de morphine à 4 h. 40). | | |
| 4 h. 55 m. | 74.57 | 77.35 |
| 5 h. 10 m. | 55.93 | 56.60 |
| 5 h. 25 m. | 44.06 | 45.28 |
| (1re injection de permanganate). | | |
| 5 h. 40 m. | 57.62 | 45.28 |
| 5 h. 55 m. | 59.32 | 50.94 |

| Heures. | Lapin A. | Lapin B. |
|---|---|---|
| | Nombre des respirations. | |
| (2me injection de permanganate). | | |
| 6 h. 10 m. | 71.18 | 52.81 |
| 6 h. 25 m. | 59.32 | 54.71 |
| 6 h. 40 m. | 59.32 | 59.43 |
| 6 h. 55 m. | 59.32 | 63.20 |

*Expérience 3.*

| Heures. | Cobaye A. 385 gr. | Cobaye B. 380 gr. |
|---|---|---|
| | Nombre des respirat. p. minute. | |
| A 4 h. 50 m.: injection sous-cutanée de morphine chez A et chez B, à raison de 0 gr. 15 par kilog. d'animal. | 96 | 102 |
| 5 h. 0 m. | 80 | 70 |
| 5 h. 15 m. | 80 | 70 |
| 5 h. 30 m. | 66 | 74 |
| 5 h. 45 m. | 66 | 50 |
| Injection sous-cutanée chez A de 0 gr. 06 de permanganate de potasse, soit 6 cc. d'une solution de ce sel à 1 %. | | |
| 6 h. 0 m. | 82 | 64 |
| 6 h. 15 m. | 64 | 50 |
| 6 h. 30 m. | 64 | 74 |
| 6 h. 45 m. | 80 | 76 |
| 7 h. 0 m. | 70 | 76 |

Le tableau suivant indique le rapport des respirations pour 100 par minute:

| Heures. | Cobaye A. | Cobaye B. |
|---|---|---|
| | Nombre des respirations. | |
| (Injection de morphine à 4 h. 50). | | |
| 5 h. 0 m. | 83.33 | 68.62 |
| 5 h. 15 m. | 83.33 | 68.62 |

| Heures. | Lapin A. | Lapin B. |
|---|---|---|
| | Nombre des respirations. | |
| 5 h. 30 m. | 68.75 | 72.51 |
| 5 h. 45 m. | 68.75 | 49.01 |
| (Injection de permanganate). | | |
| 6 h. 0 m. | 85.41 | 62.74 |
| 6 h. 15 m. | 66.66 | 49.01 |
| 6 h. 30 m. | 66.66 | 72.54 |
| 6 h. 45 m. | 83.33 | 74.50 |
| 7 h. 0 m. | 72.92 | 74.50 |

*Expérience 4.*

| Heures. | Cobaye A. 345 gr. | Cobaye B. 335 gr. |
|---|---|---|
| | Nombre des respirat. p. minute. | |
| | 124 | 144 |
| A 5 h. 20 m.: injection sous-cutanée de morphine chez A et chez B, à raison de 0 gr. 15 par kilog. d'animal. | | |
| 5 h. 35 m. | 80 | 100 |
| Injection sous-cutanée chez A de 0 gr. 048 de permanganate de potasse, soit 4 $^{8}/_{10}$ cc. d'une solution de ce sel à 1 %. | | |
| 5 h. 50 m. | 90 | 70 |
| 6 h. 5 m. | 100 | 66 |
| 6 h. 20 m. | 80 | 110 |
| 6 h. 35 m. | 80 | 80 |
| 6 h. 50 m. | 90 | 100 |

Le tableau suivant indique le rapport des respirations pour 100 par minute:

| Heures. | Cobaye A. | Cobaye B. |
|---|---|---|
| | Nombre des respirations. | |
| (Injection de morphine à 5 h. 20). | | |
| 5 h. 35 m. | 64.51 | 69.44 |
| (Injection de permanganate). | | |
| 5 h. 50 m. | 72.58 | 48.61 |
| 6 h. 5 m. | 80.64 | 45.83 |
| 6 h. 20 m. | 64.51 | 76.38 |
| 6 h. 35 m. | 64.51 | 55.54 |
| 6 h. 50 m. | 72.58 | 69.44 |

*NB.* — Dans aucune des expériences qui précèdent nous ne sommes arrivés à constater d'amélioration dans l'état de l'animal traité par le permanganate de potasse. L'état de narcose dans lequel il tombait était aussi profond que celui de l'animal non traité. Le lendemain de l'expérience tous ces cobayes étaient réveillés. Seul le cobaye qui, dans l'expérience 4 avait reçu le permanganate de potasse, était mort le lendemain. A son autopsie nous avons constaté les lésions habituellement causées par le permanganate de potasse.

*Conclusions.* — De toutes les expériences qui précèdent nous pouvons conclure:

1o Tant chez le lapin que chez le cobaye nous ne sommes pas arrivés malgré l'emploi de doses égales de morphine et de permanganate, conformément à l'indication de Moor, à obtenir chez les animaux traités par le permanganate de potasse, une amélioration quelconque dans leur état, qui puisse nous faire penser à un effet antagoniste, que le permanganate de potasse exercerait sur la morphine.

2o L'accélération passagère de la respiration observée

chez les animaux traités par le permanganate de potasse ne doit pas être considérée comme un signe de désintoxication, mais, ainsi que les expériences antérieures faites avec le permanganate de potasse seul le montrent, comme étant une propriété de l'administration de celui-ci. Injecté sous la peau ce sel irritant provoque la douleur : dans les veines il trouble momentanément le fonctionnement du cœur et influence par ce fait la respiration.

---

## § II. — Doses de permanganate de potasse deux ou trois fois inférieures à celles de morphine employées.

### A. — Expériences sur le lapin.

*Expérience 1.*

| Heures. | Lapin A. 1640 gr. | Lapin B. 1535 gr. |
|---|---|---|
| | Nombre des respirat. p. minute. | |
| | 160 | 156 |
| A 5 h. 10 m. : injection chez A et chez B, dans la veine auriculaire, de morphine à raison de 0 gr. 20 par kilog. d'animal. | | |
| Immédiatement après, injection chez A, dans l'autre veine auriculaire, de 0 gr. 055 de permanganate de potasse, soit 11 cc. d'une solution de ce sel à ½ %. | | |
| A 5 h. 27 m. : fin de l'injection. | | |
| 5 h. 30 m. | 54 | 58 |
| Injection dans la veine auriculaire chez A, de 0 gr. 055 de permanganate | | |

de potasse, soit 11 cc. de la solution de ce sel à ½ %.

| Heures. | Lapin A. Nombre des respirat. | Lapin B. p. minute. |
|---|---|---|
| 5 h. 40 m. | 54 | 60 |
| 5 h. 55 m. | 58 | 70 |
| 6 h. 10 m. | 54 | 76 |
| 6 h. 25 m. | 60 | 72 |
| 6 h. 40 m. | 54 | 88 |

Le tableau suivant indique le rapport des respirations pour 100 par minute:

| | | |
|---|---|---|
| (Injection de morphine à 5 h. 10). | | |
| (1re injection de permanganate). | | |
| 5 h .30 m. | 33.75 | 37.17 |
| (2me injection de permanganate). | | |
| 5 h. 40 m. | 33.75 | 38.46 |
| 5 h. 55 m. | 36.25 | 44.87 |
| 6 h. 10 m. | 33.75 | 48.75 |
| 6 h. 25 m. | 37.50 | 46.15 |
| 6 h. 40 m. | 33.75 | 56.41 |

## *Expérience 2.*

| Heures. | Lapin A. 1415 gr. Nombre des respirat. | Lapin B. 1175 gr. p. minute. |
|---|---|---|
| | 104 | 98 |
| A 5 h. 25 m.: injection sous-cutanée de morphine chez A et chez B, à raison de 0 gr. 40 par kilog. d'animal. | | |
| 5 h. 40 m. | 18 | 14 |
| Injection sous-cutanée chez A de 0 gr. 10 de permanganate de potasse, soit 10 cc. d'une solution de ce sel à 1 %. | | |
| 6 h. 25 m. | 48 | 34 |

Injection sous-cutanée chez A de 0 gr. 09 de permanganate de potasse, soit 9 cc. de la solution de ce sel à 1 %.

| Heures. | Lapin A. | Lapin B. |
|---|---|---|
| | Nombre des respirat. p. minute. | |
| 6 h. 40 m. | 28 | 44 |
| 6 h. 55 m. | 24 | 90 |

Le tableau suivant indique le rapport des respirations pour 100 par minute :

| Heures. | Nombre des respirations. | |
|---|---|---|
| | Lapin A. | Lapin B. |
| (Injection de morphine à 51 h. 25). | | |
| 5 h. 40 m. | 17.30 | 14.28 |
| (1re injection de permanganate). | | |
| 6 h. 25 m. | 46.15 | 34.69 |
| (2me injection de permanganate). | | |
| 6 h. 40 m. | 28.84 | 44.89 |
| 6 h. 55 m. | 23.07 | 91.83 |

*Expérience 3.*

| Heures. | Lapin A. 1750 gr. | Lapin B. 1680 gr. |
|---|---|---|
| | Nombre des respirat. p. minute. | |
| | 86 | 108 |
| A 5 h. 0 m. : injection sous-cutanée de morphine chez A et chez B, à raison de 0 gr. 40 par kilog. d'animal. | | |
| 5 h. 15 m. | 8 | 50 |
| 5 h. 25 m. | 8 | 50 |
| Injection sous-cutanée chez A de de 0 gr. 15 de permanganate de potasse, soit 15 cc. d'une solution de ce sel à 1 %. | | |
| 5 h. 40 m. | 50 | 80 |

| Heures. | Lapin A. Nombre des respirat. p. minute. | Lapin B. |
|---|---|---|
| Injection sous-cutanée chez A de 0 gr. 10 de permanganate de potasse, soit 10 cc. de la solution de ce sel à 1 %. | | |
| 5 h. 55 m. | 72 | 70 |
| Injection sous-cutanée chez A de 0 gr. 10 de permanganate de potasse, soit 10 cc. de la solution de ce sel à 1 %. | | |
| 6 h. 10 m. | 104 | 72 |
| 6 h. 25 m. | 104 | 74 |

Le tableau suivant indique le rapport des respirations pour 100 par minute :

| Heures. | Lapin A. Nombre des respirations. | Lapin B. |
|---|---|---|
| (Injection de morphine à 5 h. 0 m.). | | |
| 5 h. 15 m. | 9.30 | 46.29 |
| 5 h. 25 m. | 9.30 | 46.29 |
| (1re injection de permanganate). | | |
| 5 h. 40 m. | 58.13 | 74.07 |
| (2me injection de permanganate). | | |
| 5 h. 55 m. | 83.72 | 64.81 |
| (3me injection de permanganate). | | |
| 6 h. 10 m. | 120.93 | 66.66 |
| 6 h. 25 m. | 120.93 | 68.51 |

*NB.* — Dans aucune des expériences qui précèdent nous n'avons noté d'amélioration quelconque chez l'animal traité par le permanganate de potasse. Le lapin de l'expérience 3 qui avait reçu le permanganate de potasse a été trouvé mort le lendemain. A son autopsie nous avons constaté les lésions habituellement dues au permanganate de potasse.

Dans les expériences 1 et 2 nous avons employé des doses de permanganate trois fois inférieures aux doses de morphine employées; dans l'expérience 3 la quantité de permanganate employée fut la moitié de la dose de morphine employée.

Nous avons encore fait deux expériences, l'une de même type que l'expérience 2, l'autre de même type que l'expérience 3; les résultats furent semblables, sauf en ce que les animaux ne succombèrent point.

---

### B. — **Expériences sur le cobaye.**

*Expérience 1.*

| Heures. | Cobaye A. 370 gr. | Cobaye B. 360 gr. |
|---|---|---|
| | Nombre des respirat. p. minute. | |
| | 152 | 136 |
| A 6 h. 10 m.: injection sous-cutanée de morphine chez A et chez B, à raison de 0 gr. 10 par kilog. d'animal. | | |
| 6 h. 20 m. | 40 | 38 |
| Injection sous-cutanée chez A de 0 gr. 05 de permanganate de potasse, soit 10 cc. d'une solution de ce sel à $1/2$ %. | | |
| 6 h. 35 m. | 142 | 150 |
| 6 h. 50 m. | 62 | 150 |

Le tableau suivant indique le rapport des respirations pour 100 par minute:

| Heures. | Cobaye A. | Cobaye B. |
|---|---|---|
| | Nombre des respirations. | |
| (Injection de morphine à 6 h. 10). | | |
| 6 h. 20 m. | 26.31 | 27.94 |
| (Injection de permanganate). | | |
| 6 h. 35 m. | 99.62 | 110.29 |
| 6 h. 50 m. | 40.78 | 110.29 |

*Expérience 2.*

| Heures. | Cobaye A. 465 gr. | Cobaye B. 450 gr. |
|---|---|---|
| | Nombre des respirat. p. minute. | |
| | 120 | 108 |
| A 5 h. 20 m. : injection sous-cutanée de morphine chez A et chez B, à raison de 0 gr. 40 par kilog. d'animal. | | |
| 5 h. 55 m. | 120 | 74 |
| Injection sous-cutanée chez A de 0 gr. 05 de permanganate de potasse, soit 10 cc. d'une solution de ce sel à 1/2 %. | | |
| 6 h. 10 m. | 108 | 70 |
| Injection sous-cutanée chez A de 0 gr. 04 de permanganate de potasse, soit 8 cc. de la solution de ce sel à 1/2 %. | | |
| 6 h. 25 m. | 118 | 60 |
| 6 h. 40 m. | 124 | 60 |

Le tableau suivant indique le rapport des respirations pour 100 par minute :

| Heures. | Cobaye A. | Cobaye B. |
|---|---|---|
| | Nombre des respirations. | |
| (Injection de morphine à 5 h. 20). | | |
| 5 h. 55 m. | 100.00 | 68.51 |
| (1re injection de permanganate). | | |
| 6 h. 10 m. | 90.00 | 64.42 |
| (2me injection de permanganate). | | |
| 6 h. 25 m. | 98.33 | 55.55 |
| 6 h. 40 m. | 103.33 | 55.55 |

*NB.* — Dans la première des deux expériences qui précèdent, la dose de permanganate employée représentait le tiers de la dose de morphine. Dans l'expérience 2 la dose de permanganate était moitié de celle de morphine employée.

Comme dans les expériences de ce groupe, faites sur des lapins, nous n'avons pas observé de signes de réveil chez les cobayes traités par le permanganate de potasse. Le cobaye de l'expérience 2, qui a été traité par le permanganate, a été trouvé mort le lendemain. A son autopsie nous avons constaté les lésions habituellement dues au permanganate. Nous avons fait une autre expérience semblable à l'expérience 2. Les résultats en ont été semblables, mais l'animal n'est point mort.

*Conclusions.* — Des expériences de ce groupe nous pouvons conclure que les doses de permanganate de potasse employées (doses inférieures à celles de morphine), n'ont pas été capables d'améliorer l'état de l'animal traité par ce sel.

---

## § III. — **Doses de permanganate de potasse supérieures à celles de morphine employées.**

De ces expériences, au nombre de six, les trois premières ont porté sur des lapins, les trois dernières sur des cobayes. Les doses de permanganate employées ont été deux fois supérieures à celles de morphine.

*Expérience 1.*

| Heures. | Lapin A. 1650 gr. | Lapin B. 1270 gr. |
|---|---|---|
| | Nombre des respirat. p. minute. | |
| | **116** | **80** |

A 5 h. 20 m. : injection sous-cutanée

de morphine chez A et chez B, à raison de 0 gr. 06 par kilog. d'animal.

| Heures. | Lapin A. Nombre des respirations. | Lapin B. |
|---|---|---|
| 5 h. 25 m. | 7 | 20 |
| Injection sous-cutanée chez A de 0 gr. 10 de permanganate de potasse, soit 10 cc. d'une solution de ce sel à 1 %. | | |
| 5 h. 40 m. | 14 | 18 |
| 5 h. 55 m. | 12 | 18 |
| Injection sous-cutanée chez A de 0 gr. 10 de permanganate de potasse, soit 10 cc. de la solution de ce sel à 1 %. | | |
| 6 h. 10 m. | 22 | 14 |
| 6 h. 25 m. | 22 | 14 |
| 6 h. 40 m. | 26 | 18 |
| 6 h. 50 m. | 22 | 18 |
| 7 h. 0 m. | 22 | 20 |

Le tableau suivant indique le rapport des respirations pour 100 par minute :

| Heures. | Cobaye A. Nombre des respirations. | Cobaye B. |
|---|---|---|
| (Injection de morphine à 5 h. 20). | | |
| 5 h. 25 m. | 6.03 | 11.11 |
| (1re injection de permanganate). | | |
| 5 h. 40 m. | 12.06 | 10.00 |
| 5 h. 55 m. | 10.34 | 10.00 |
| (2me injection de permanganate). | | |
| 6 h. 10 m. | 18.96 | 7.77 |
| 6 h. 25 m. | 18.96 | 7.77 |
| 6 h. 40 m. | 22.41 | 10.00 |
| 6 h. 50 m. | 18.96 | 10.00 |
| 7 h. 0 m. | 18.96 | 11.11 |

*Expérience 2.*

| Heures. | Lapin A. 1850 gr. | Lapin B. 1340 gr. |
|---|---|---|
| | Nombre des respirat. p. minute. | |
| | 54 | 40 |
| A 5 h. 35 m. : injection sous-cutanée de morphine chez A et chez B, à raison de 0 gr. 06 par kilog. d'animal. | | |
| 5 h. 45 m. | 12 | 8 |
| Injection sous-cutanée chez A de 0 gr. 11 de permanganate de potasse, soit 10 cc. d'une solution de ce sel à 1 %. | | |
| 6 h. 0 m. | 14 | 8 |
| Injection sous-cutanée chez A de 0 gr. 11 de permanganate de potasse, soit 10 cc. d'une solution de ce sel à 1 %. | | |
| 6 h. 15 m. | 16 | 16 |
| 6 h. 30 m. | 14 | 12 |
| 6 h. 45 m. | 18 | 12 |
| 7 h. 0 m. | 18 | 12 |
| 7 h. 15 m. | 16 | 15 |

Le tableau suivant indique le rapport des respirations pour 100 par minute :

| Heures. | Lapin A. | Lapin B. |
|---|---|---|
| | Nombre des respirations. | |
| (Injection de morphine à 5 h. 35). | | |
| 5 h. 45 m. | 22.22 | 20.00 |
| (1re injection de permanganate). | | |
| 6 h. 0 m. | 25.92 | 20.00 |
| (2me injection de permanganate). | | |
| 6 h. 15 m. | 29.62 | 40.00 |
| 6 h. 30 m. | 25.92 | 30.00 |
| 6 h. 45 m. | 33.33 | 30.00 |
| 7 h. 0 m. | 33.33 | 30.00 |
| 7 h. 15 m. | 29.92 | 37.50 |

*Expérience 3.*

| Heures. | Lapin A. 1750 gr. | Lapin B. 1490 gr. |
|---|---|---|
| | Nombre des respirat. p. minute. | |
| | 116 | 90 |
| A 5 h. 10 m. : injection sous-cutanée de morphine chez A et chez B, à raison de 0 gr. 10 par kilog. d'animal. | | |
| 5 h. 15 m. | 12 | 14 |
| Injection sous-cutanée chez A de 0 gr. 175 de permanganate de potasse, soit 17 ½ cc. d'une solution de ce sel à 1 %. | | |
| 5 h. 30 m. | 42 | 14 |
| Injection sous-cutanée chez A de 0 gr. 175 de permanganate de potasse, soit 17 ½ cc. de la solution de ce sel à 1 %. | | |
| 5 h. 45 m. | 74 | 10 |
| 6 h. 0 m. | 110 | 10 |
| 6 h. 15 m. | 120 | 12 |
| 6 h. 30 m. | 120 | 12 |
| 6 h. 45 m. | 118 | 13 |

Le tableau suivant indique le rapport des respirations pour 100 par minute :

| Heures. | Lapin A. | Lapin B. |
|---|---|---|
| | Nombre des respirations. | |
| (Injection de morphine à 5 h. 10). | | |
| 5 h. 15 m. | 10.34 | 15.55 |
| (1re injection de permanganate). | | |
| 5 h. 30 m. | 36.20 | 15.55 |
| (2me injection de permanganate). | | |
| 5 h. 45 m. | 63.79 | 11.11 |
| 6 h. 0 m. | 94.82 | 11.11 |

| Heures. | Lapin A. Nombre des respirations. | Lapin B. |
|---|---|---|
| 6 h. 15 m. | 103.44 | 13.33 |
| 6 h. 30 m. | 103.44 | 13.33 |
| 6 h. 45 m. | 101.72 | 14.44 |

*Expérience 4.*

| Heures. | Cobaye A. 435 gr. Nombre des respirat. p. minute. | Cobaye B. 380 gr. |
|---|---|---|
| | 120 | 134 |
| A 4 h. 25 m. : injection sous-cutanée de morphine chez A et chez B, à raison de 0 gr. 10 par kilog. d'animal. | | |
| 4 h. 40 m. | 90 | 112 |
| 4 h. 55 m. | 80 | 92 |
| 5 h. 10 m. | 80 | 90 |
| Injection sous-cutanée chez A de 0 gr. 04 de permanganate de potasse, soit 8 cc. d'une solution de ce sel à ½ %. | | |
| 5 h. 25 m. | 100 | 90 |
| 5 h. 40 m. | 112 | 94 |
| Injection sous-cutanée chez A de 0 gr. 04 de permanganate de potasse, soit 8 cc. d'une solution de ce sel à ½ %. | | |
| 5 h. 55 m. | 124 | 98 |
| 6 h. 0 m. | 118 | 115 |
| 6 h. 25 m. | 118 | 120 |

Le tableau suivant indique le rapport des respirations pour 100 par minute :

| Heures. | Cobaye A. | Cobaye B. |
|---|---|---|
| | Nombre des respirations. | |
| (Injection de morphine à 4 h. 25). | | |
| 4 h. 40 m. | 75.00 | 83.58 |
| 4 h. 55 m. | 66.66 | 68.65 |
| 5 h. 10 m. | 66.66 | 67.16 |
| (1re injection de permanganate). | | |
| 5 h. 25 m. | 83.33 | 67.16 |
| 5 h. 40 m. | 93.33 | 70.14 |
| (2me injection de permanganate). | | |
| 5 h. 55 m. | 103.33 | 73.13 |
| 6 h. 10 m. | 98.33 | 85.82 |
| 6 h. 25 m. | 98.33 | 69.55 |

*Expérience 5.*

| Heures. | Cobaye A. 500 gr. | Cobaye B. 480 gr. |
|---|---|---|
| | Nombre des respirat. p. minute. | |
| | 90 | 82 |
| A 5 h. 0 m.: injection sous-cutanée de morphine chez A et chez B, à raison de 0 gr. 10 par kilog. d'animal. | | |
| 5 h. 15 m. | 62 | 54 |
| 5 h. 30 m. | 62 | 50 |
| Injection sous-cutanée chez A de 0 gr. 05 de permanganate de potasse, soit 10 cc. d'une solution de ce sel à ½ %. | | |
| 5 h. 45 m. | 70 | 48 |
| Injection sous-cutanée chez A de 0 gr. 05 de permanganate de potasse, soit 10 cc. d'une solution de ce sel à ½ %. | | |

| Heures. | Cobaye A. | Cobaye B. |
|---|---|---|
| | Nombre des respirat. p. minute. | |
| 6 h. 0 m. | 75 | 48 |
| 6 h. 15 m. | 75 | 50 |
| 6 h. 30 m. | 68 | 66 |

Le tableau suivant indique le rapport des respirations pour 100 par minute :

| Heures. | Cobaye A. | Cobaye B. |
|---|---|---|
| | Nombre des respirations. | |
| (Injection de morphine à 5 h. 0 m.). | | |
| 5 h. 15 m. | 68.88 | 65.85 |
| 5 h. 30 m. | 68.88 | 60.97 |
| (1re injection de permanganate). | | |
| 5 h. 45 m. | 77.77 | 58.53 |
| (2me injection de permanganate). | | |
| 6 h. 0 m. | 83.33 | 58.53 |
| 6 h. 15 m. | 83.33 | 60.97 |
| 6 h. 30 m. | 75.55 | 80.48 |

*Expérience 6.*

| Heures. | Cobaye A. 470 gr. | Cobaye B. 460 gr. |
|---|---|---|
| | Nombre des respirat. p. minute. | |
| | 110 | 94 |
| A 4 h. 30 m. : injection sous-cutanée de morphine chez A et chez B, à raison de 0 gr. 15 par kilog. d'animal. | | |
| 4 h. 45 m. | 60 | 50 |
| 5 h. 0 m. | 58 | 50 |
| Injection sous-cutanée chez A de 0 gr. 07 de permanganate de potasse, soit 14 cc. d'une solution de ce sel à ½ %. | | |
| 5 h 15 m. | 70 | 50 |

| Heures. | Cobaye A. | Cobaye B. |
|---|---|---|
| | Nombre des respirat. p. minute. | |
| 5 h. 30 m | 70 | 56 |
| 5 h. 45 m | 64 | 60 |
| Injection sous-cutanée chez A de 0 gr. 07 de permanganate de potasse, soit 14 cc. de la solution de ce sel à ½ %. | | |
| 6 h. 0 m | 84 | 76 |
| 6 h. 15 m | 115 | 76 |
| 6 h. 30 m | 120 | 80 |
| Le cobaye A est pris de convulsions. | | |

Le tableau suivant indique le rapport des respirations pour 100 par minute :

| Heures. | Cobaye A. | Cobaye B. |
|---|---|---|
| | Nombre des respirations. | |
| (Injection de morphine à 4 h. 30). | | |
| 4 h. 45 m | 54.55 | 53.19 |
| 5 h. 0 m | 52.72 | 53.19 |
| (1re injection de permanganate). | | |
| 5 h. 15 m | 63.63 | 53.19 |
| 5 h. 30 m | 63.63 | 59.57 |
| 5 h. 45 m | 58.18 | 63.82 |
| (2me injection de permanganate). | | |
| 6 h. 0 m | 76.36 | 80.88 |
| 6 h. 15 m | 104.54 | 80.88 |
| 6 h. 30 m | 109.09 | 85.10 |

*N. B.* — Tous les animaux employés dans les six expériences qui précèdent, aussi bien que ceux qui ont été traités par le permanganate de potasse que ceux qui ne l'ont pas été, sont restés jusqu'à la fin de l'expérience dans un état de sommeil plus ou moins marqué. Le lendemain ils étaient tous éveillés. Seul le cobaye A de l'expérience 6, a été trouvé mort le lendemain; à son autopsie nous avons constaté les lésions habituellement dues au permanganate de potasse.

*Conclusions.* — Elles sont analogues, d'après ce que nous venons de dire, à celles des expériences des groupes qui précèdent: le permanganate de potasse, malgré qu'il ait été administré à des doses deux fois supérieures à celles de morphine employées, a été incapable d'amener une amélioration quelconque dans l'état de l'animal morphinisé auquel il a été injecté.

Rappelons que l'accélération considérable de la respiration constatée exceptionnellement chez certains animaux doit être rapportée aux lésions sanguines et vasculaires produites par le permanganate.

---

## CHAPITRE III

## Expériences avec le permanganate de soude.

Ces expériences se divisent en deux groupes; le premier de ces groupes comprend des expériences faites avec le permanganate de soude seul, dans le but d'étudier la toxicité exacte, chez le lapin et le cobaye, de la solution que nous désirions employer dans le courant du deuxième groupe d'expériences, et surtout pour définir exactement les phénomènes produits par la solution de permanganate de soude au titre que nous avions choisi. Le deuxième groupe comprend des expériences faites avec la morphine et le permanganate de soude administrés successivement chez le même animal, dans le but de traiter les animaux intoxiqués par la première, au moyen du second.

La solution de permanganate de soude employée dans toutes nos expériences était au titre de 1 gr. de ce sel pour 100 gr. d'eau distillée.

### § I. — **Expériences préliminaires avec le permanganate de soude.**

#### A. —**Expériences portant sur des lapins.**

*Exp. 1.* — Lapin: 1460 gr. Attaché sur le dos. Respiration: 104 par minute.

A 4 h. 40 m.: injection dans la veine auriculaire de 0 gr. 06 de permanganate de soude par kilog. d'animal, soit 0 gr. 085 environ pour 1460 gr. (= 8 cc. et demi de la solution titrée). Pendant la durée de l'injection l'animal paraît souffrir: il se débat et pousse des cris.

A 4 h. 50 m. Fin de l'injection.
4 h. 55 m. — Respirations 122 par minute.
5 h. 10 m. — Respirations 120 par minute.
5 h. 25 m. — Respirations 104 par minute.
5 h. 40 m. — Respirations 110 par minute.
5 h. 55 m. — Respirations 104 par minute.
6 h. 10 m. — Respirations 104 par minute.

L'animal est pris de diarrhée. Pendant la durée de l'expérience nous n'avons observé rien d'autre d'anormal.

Le lendemain l'animal était bien portant.

*Exp. 2.* — Lapin: 1320 gr.. Attaché sur le dos. Respirations: 44 par minute.

A 5 h. 15 m. — Injection dans la veine jugulaire de 1 cc. de la solution titrée de permanganate de soude.
5 h. 23 m. — Fin de l'injection.
5 h. 25 m. — Respirations: 38. Nouvelle injection dans la veine jugulaire de 1 cc. de la solution titrée.
5 h. 37 m. — Fin de l'injection.
5 h. 38 m. — Respirations: 36 par minute.
5 h. 40 m. — Respirations: 36 par minute. L'animal convulse; il est détaché.
5 h. 45 m. — L'animal continue à convulser.

Le lapin est trouvé mort le lendemain. A son autopsie nous constatons: une thrombose très étendue dans la jugulaire, une congestion de l'épicarde au niveau de l'oreillette droite; de la congestion des deux poumons, non accompagnée d'œdème; la muqueuse stomacale présente par places quelques rares ecchymoses; l'intestin est fortement congestionné ainsi que les deux reins. Les urines ne sont pas sanguinolentes.

*Exp. 3.* — Lapin: 1700 gr. Respirations: 116 par minute.

A 5 h. 30 m. — Injection sous la peau de 0 gr. 85 de permanganate de soude en solution à 1 %, soit 0 gr. 50 par kilog. environ.

5 h. 40 m. — Fin de l'injection.

5 h. 45 m. — Respirations: 95 par minute.

6 h. 0 m. — Respirations: 95 par minute.

6 h. 15 m. — Respirations: 108 par minute.

6 h. 30 m. — Respirations: 104 par minute.

6 h. 45 m. — Respirations: 104 par minute. L'animal est pris de diarrhée. Rien d'autre à signaler. Le lendemain ce lapin était bien portant.

---

## B. — **Expériences portant sur des cobayes.**

*Exp. 1.* — Cobaye: 410 gr. Respirations: 132 par minute.

A 4 h. 10 m. — Injection sous la peau de 0 gr. 04 de permanganate de soude en solution à 1 %, soit environ 0 gr. 10 par kilog. d'animal.

4 h. 15 m. — Respirations: 132 par minute.

4 h. 25 m. — Respirations: 138 par minute.

4 h. 35 m. — Respirations: 132 par minute.

4 h. 45 m. — Respirations: 134 par minute.

5 h. 0 m. — Respirations: 132 par minute.

5 h. 15 m. — Respirations: 125 par minute.

5 h. 30 m. — Respirations: 130 par minute. Rien d'extraordinaire à noter.

Le lendemain l'animal paraît dans son état normal.

*Exp. 2.* — Cobaye: 640 gr. Respirations: 120 par minute.

A 5 h. 0 m. — Injection sous-cutanée de 0 gr. 09 de permanganate de soude en solution à 1 %, soit 0 gr. 15 par kilog. d'animal environ.

5 h. 5 m. — Respirations: 130 par minute.

5 h. 15 m. — Respirations: 140 par minute.

5 h. 30 m. — Respirations: 128 par minute.

5 h. 45 m. — Respirations: 128 par minute.

6 h. 0 m. — Respirations: 103 par minute. L'animal est pris de convulsions.

Le lendemain on le trouve mort. A l'autopsie nous constatons: une congestion intense des deux poumons, des deux reins et de l'intestin; pas d'ecchymoses sur la muqueuse gastrique; urines non sanguinolentes.

*NB.* — Nous avons fait encore quatre expériences avec le permanganate de soude seul, dont les trois premières étaient de même type que les expériences 1, 2 et 3 du groupe A, et dont la quatrième était de même type que l'expérience 2 du groupe B. Les résultats en furent semblables.

*Conclusions.* — Des expériences qui précèdent l'on peut tirer les conclusions suivantes:

1° Le cobaye est beaucoup plus susceptible que le lapin à l'action du permanganate de soude.

2° Le lapin supporte bien les doses de 0 gr. 06 par kilog. de ce sel injecté dans la veine auriculaire, tandis que, par contre, l'injection de faibles doses de permanganate de soude en solution étendue (2 cc. de la solution du sel à 1 %), dans la veine jugulaire, a causé la mort. L'explication de ce fait, paradoxal au premier abord, doit être cherchée dans cette circonstance qu'ici l'injection était pratiquée beaucoup plus proche du cœur. Le lapin supporte bien les doses de 0 gr. 50 de ce sel par kilog. en injection sous-cutanée.

3° L'autopsie du lapin de l'expérience 2 du groupe A et celle du cobaye de l'expérience 2 du groupe B, montre que les lésions causées par le permanganate de soude sont de même nature que celles produites par le permanganate de potasse.

---

## § II. — La morphine et le permanganate de soude administrés successivement chez le même animal.

### A. — Expériences portant sur des lapins.

*Exp. 1.* — Lapin : 1805 gr. Respirations : 58 par minute.

A 5 h. 30 m. — Injection dans la veine auriculaire de 0 gr. 06 de morphine par kilog., soit 0 gr. 10 pour 1805 gr. environ.

5 h. 38 m. — Fin de l'injection.

5 h. 40 m. — Respirations : 6 par minute.

5 h. 50 m. — Respirations : 6 par minute.

Injection dans la veine auriculaire de 0 gr. 12 de permanganate de soude, en solution à 1 %.

A 5 h. 57 m. — Fin de l'injection.

6 h. 0 m. — Respirations : 14 par minute. Rien d'extraordinaire à noter.

6 h. 10 m. — Respirations : 12 par minute.

6 h. 20 m. — Respirations : 12 par minute. L'animal est encore en état de narcose. Le lendemain il était réveillé.

*Exp. 2.* — Lapin 1555 gr. Respirations : 60 par minute.

A 4 h. 20 m. — Injection dans la veine auriculaire de 0 gr. 06 de morphine par kilog., soit 0 gr. 09 pour 1555 gr. environ.

4 h. 28 m. — Fin de l'injection.

4 h. 30 m. — Respirations : 18 par minute.

4 h. 40 m. — Respirations : 18 par minute. Injection dans la veine auriculaire de 0 gr. 10 de permanganate de soude en solution à 1 %.

4 h. 47 m. — Fin de l'injection.

4 h. 50 m. — Respirations : 14 par minute.

5 h. 0 m. — Respirations : 14 par minute. Rien d'extraordinaire à noter.

5 h. 10 m. — Respirations : 12 par minute.

5 h. 20 m. — Respirations : 12 par minute.

5 h. 40 m. — Respirations : 12 par minute. L'animal se trouve en état de narcose. Le lendemain il était réveillé.

*Expérience 3.*

| Heures. | Lapin A. 1770 gr. | Lapin B. 1010 gr. |
|---|---|---|
| | Nombre des respirat. p. minute. | |
| | 140 | 180 |
| A 4 h. 45 m. : injection hypodermique aux deux animaux de morphine à raison de 0 gr. 06 par kilog. d'animal. | | |
| 5 h. 5 m. | 30 | 38 |

Chez A l'on injecte sous la peau 0 gr. 12 de permanganate de soude en solution à 1 %.

| Heures. | Lapin A. Nombre des respirat. | Lapin B. p. minute. |
|---|---|---|
| 5 h. 15 m. | 30 | 38 |
| 5 h. 30 m. | 16 | 26 |
| 5 h. 40 m. | 16 | 26 |
| 5 h. 50 m. | 16 | 26 |

Les deux animaux sont en état de sommeil. Le lendemain on les trouve réveillés.

Le tableau suivant indique le rapport des respirations pour 100 par minute :

| Heures. | Lapin A. Nombre des respirations. | Lapin B. |
|---|---|---|
| (Injection de morphine à 4 h. 45). | | |
| 5 h. 5 m. | 21.42 | 21.11 |
| (Inject- de permanganate de soude). | | |
| 5 h. 15 m. | 21.42 | 21.11 |
| 5 h. 30 m. | 11.42 | 14.44 |
| 5 h. 40 m. | 11.42 | 14.44 |
| 5 h. 50 m. | 11.42 | 14.44 |

## *Expérience 4.*

| Heures. | Lapin A. 1765 gr. Nombre des respirat. | Lapin B. 1435 gr. p. minute. |
|---|---|---|
| | 108 | 80 |
| A 5 h. 30 m. : injection hypodermique aux deux animaux de morphine à raison de 0 gr. 06 par kilog. d'animal. | | |
| 5 h. 35 m. | 32 | 25 |
| 5 h. 45 m. | 12 | 22 |

Chez A l'on injecte sous la peau 0 gr. 11 de permanganate de soude en solution à 1 %.

| Heures. | Lapin A. Nombre des respirat. p. minute. | Lapin B. |
|---|---|---|
| 5 h. 55 m. | 18 | 14 |
| 6 h. 5 m. | 18 | 14 |
| 6 h. 15 m. | 12 | 18 |
| 6 h. 25 m. | 14 | 24 |

Les deux animaux sont en état de sommeil. Le lendemain on les trouve réveillés.

Le tableau suivant indique le rapport des respirations pour 100 par minute :

| Heures. | Lapin A. Nombre des respirations. | Lapin B. |
|---|---|---|
| (Injection de morphine à 5 h. 30). | | |
| 5 h. 35 m. | 29.62 | 31.25 |
| 5 h. 45 m. | 11.11 | 27.50 |
| (Injection de permanganate). | | |
| 5 h. 55 m. | 16.66 | 17.50 |
| 6 h. 0 m. | 16.66 | 17.50 |
| 6 h. 15 m. | 11.11 | 22.50 |
| 6 h. 25 m. | 12.96 | 30.00 |

### *Expérience 5.*

| Heures. | Lapin A. 1645 gr. Nombre des respirat. p. minute. | Lapin B. 1415 gr. |
|---|---|---|
| | 94 | 70 |
| A 4 h. 30 m. : injection hypodermique aux deux animaux de morphine à raison de 0 gr. 40 par kilog. d'animal. | | |
| 4 h. 40 m. | 22 | 24 |

Chez A l'on injecte sous la peau 0 gr. 23 de permanganate de soude en solution à 1 %.

| | | |
|---|---|---|
| 5 h. 0 m. | 46 | 30 |
| 5 h. 15 m. | 46 | 36 |

Chez A l'on injecte sous la peau 0 gr. 23 de permanganate de soude en solution à 1 %.

| | | |
|---|---|---|
| 5 h. 30 m. | 46 | 42 |

Chez A l'on injecte sous la peau 0 gr. 23 de permanganate de soude en solution à 1 %.

| | | |
|---|---|---|
| 5 h. 45 m. | 42 | 42 |
| 6 h. 0 m. | 42 | 56 |

Les deux animaux restent en état de narcose. Le lendemain on les trouve réveillés.

Le tableau suivant indique le rapport des respirations pour 100 par minute.

| Heures. | Lapin A. | Lapin B. |
|---|---|---|
| | Nombre des respirations. | |
| (Injection de morphine à 4 h. 30). | | |
| 4 h. 40 m. | 23.40 | 34.28 |
| (1re injection de permanganate). | | |
| 5 h. 0 m. | 48.93 | 42.65 |
| 5 h. 15 m. | 48.93 | 51.42 |
| (2me injection de permanganate). | | |
| 5 h. 30 m. | 48.93 | 60.00 |
| (3me injection de permanganate). | | |
| 5 h. 45 m. | 44.66 | 60.00 |
| 6 h. 0 m. | 44.66 | 80.00 |

### B. — **Expériences portant sur des cobayes.**

*Expérience 1.*

| Heures. | Cobaye A. 560 gr. | Cobaye B. 400 gr. |
|---|---|---|
| | Nombre des respirat. p. minute. | |
| | 125 | 108 |
| A 5 h. 10 m.: injection hypodermique aux deux animaux de morphine à raison de 0 gr. 10 par kilog. d'animal. | | |
| 5 h. 15 m. | 90 | 72 |
| 5 h. 30 m. | 66 | 60 |
| Chez A l'on injecte sous la peau 0 gr. 06 de permanganate de soude en solution à 1 %. | | |
| 5 h. 45 m. | 72 | 60 |
| 6 h. 0 m. | 68 | 65 |
| 6 h. 15 m. | 64 | 68 |

Durant l'expérience nous n'avons pas observé aucune amélioration dans l'état de l'animal traité par le permanganate de soude.

Le lendemain on trouve les deux animaux réveillés.

Le tableau suivant indique le rapport des respirations pour 100 par minute.

| Heures | Cobaye A. | Cobaye B. |
|---|---|---|
| | Nombre des respirations. | |
| (Injection de morphine à 5 h. 10). | | |
| 5 h. 15 m. | 72.00 | 66.66 |
| 5 h. 30 m. | 52.80 | 55.55 |
| (Injection de permanganate). | | |
| 5 h. 45 m. | 57.60 | 55.55 |
| 6 h. 0 m. | 54.40 | 60.18 |
| 6 h. 15 m. | 51.20 | 62.96 |

*Exp. 2.* — Cobaye: 520 gr. Respirations: 110 par minute.

A 4 h. 0 m. — Injection sous-cutanée de 0 gr. 10 de morphine par kilog.

4 h. 10 m. — Respirations: 48 par minute.

4 h. 20 m. — Respirations: 44 par minute.

4 h. 35 m. — Respirations: 44 par minute. Injection sous-cutanée de 0 gr. 055 de permanganate de soude en solution à 1 %.

4 h. 50 m. — Respirations: 57 par minute.

5 h. 5 m. — Respirations: 52 par minute.

5 h. 20 m. — Respirations: 54 par minute.

5 h. 35 m. — Respirations: 52 par minute.

5 h. 50 m. — Respirations: 52 par minute.

6 h. 5 m. — Respirations: 52 par minute. L'animal est en état de narcose. Le lendemain on le trouva réveillé.

*Exp. 3.* — — Cobaye: 550 gr. Respirations: 105 par minute.

A 5 h. 40 m. Injection sous-cutanée de 0 gr. 10 de morphine par kilog.

5 h. 50 m. — Respirations: 32 par minute. Injection sous-cutanée de 0 gr. 06 de permanganate de soude en solution à 1 %.

6 h. 0 m. — Respirations: 44 par minute.

6 h. 15 m. — Respirations: 38 par minute.

6 h. 30 m. — Respirations: 38 par minute.

6 h. 45 m. — Respirations: 40 par minute.

7 h. 0 m. — Respirations: 38 par minute. L'animal ne présente aucun signe de réveil. Le lendemain on le trouva réveillé.

*NB.* — Les injections intraveineuses de permanganate de soude sont douloureuses et provoquent une thrombose immédiate des vaisseaux. Nous avons constaté ce fait dans toutes les expériences dans lesquelles nous avons administré ce sel en injection intraveineuse. D'après les expériences qui précèdent, nous avons observé de la diarrhée chez presque tous les animaux auxquels nous avons administré ce sel.

*Conclusions.* — Des expériences qui précèdent nous concluons que le permanganate de soude n'a exercé aucun effet antagoniste à l'égard de la morphine, puisque nous n'avons constaté aucune amélioration dans l'état des animaux que nous avons traités par le permanganate de soude au cours d'une intoxication morphinique. Les symptômes de cette dernière ont persisté même après l'administration du permanganate de soude.

---

# CONCLUSIONS GÉNÉRALES

Celles-ci n'étant que le résumé des conclusions partielles auxquelles nous sommes arrivé à la suite des divers groupes d'expériences que nous avons relatés elles peuvent être énoncées brièvement comme suit:

Ni le permanganate de potasse, ni celui de soude ne semblent avoir, malheureusement, chez l'animal l'effet antagoniste que Moor et Schreiber leur attribuent. L'expérimentation ne permet donc pas d'espérer qu'en les administrant comme antidotes dans l'empoisonnement aigu par l'opium ou la morphine on puisse améliorer l'état du malade autrement que par action directe du permanganate sur la morphine encore contenue dans l'estomac ou l'intestin.

Ces conclusions, rappelons-le, sont d'accord avec celles que Busscher a tiré de ses recherches expérimentales.

www.ingramcontent.com/pod-product-compliance
Lightning Source LLC
LaVergne TN
LVHW020039170826
845678LV00001B/330

* 9 7 8 2 3 2 9 6 8 9 8 7 6 *